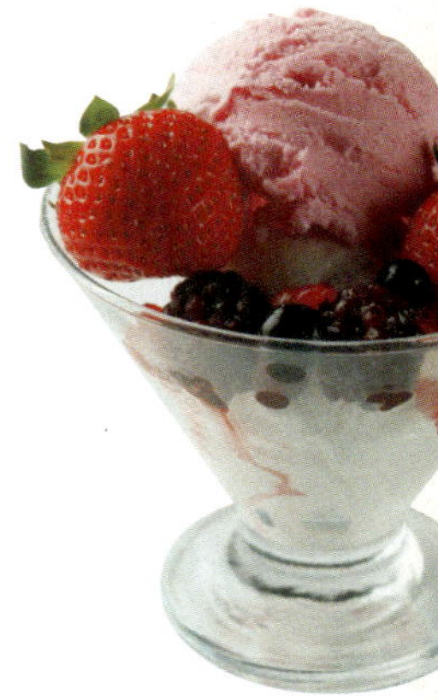

APRESENTAÇÃO

APRESENTAÇÃO

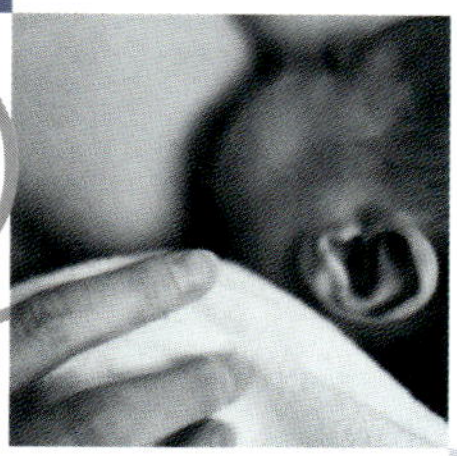

Enquanto você lê estas páginas, um carboidrato, a glicose, está fornecendo a seu cérebro a energia de que ele necessita, as proteínas lhe permitem manter seus músculos tensionados, a vitamina A possibilita o mecanismo da visão e o ferro está transportando a suas células o oxigênio indispensável a elas. Estes são apenas alguns exemplos para ilustrar que os nutrientes estão sempre presentes, permitindo, a cada segundo, que tudo em seu organismo funcione como deve. Eles são os responsáveis por realizar uma das funções básicas da vida, a nutrição.

Mas o que dissemos só se refere a um dos aspectos envolvidos no estudo dos nutrientes, suas funções. Sem dúvida, muitas outras perguntas podem ser feitas: de quais nutrientes necessitamos e em que quantidades? Como podemos obtê-los por meio da alimentação? Por que seu equilíbrio é tão importante? Que conseqüências têm para a saúde tanto as deficiências quanto os excessos de nutrientes no organismo?

Responder de forma clara, agradável e prática a todas essas questões é o objetivo deste livro. Ele nos permitirá percorrer uma das áreas mais apaixonantes do conhecimento sobre nosso organismo e também fornecerá as bases de um dos pilares essenciais sobre o qual está assentada a saúde: o equilíbrio nutricional.

ALIMENTAÇÃO & SAÚDE

NUTRIÇÃO

ALIMENTAÇÃO EQUILIBRADA E ORGANISMO SAUDÁVEL

EDITORA ALAÚDE

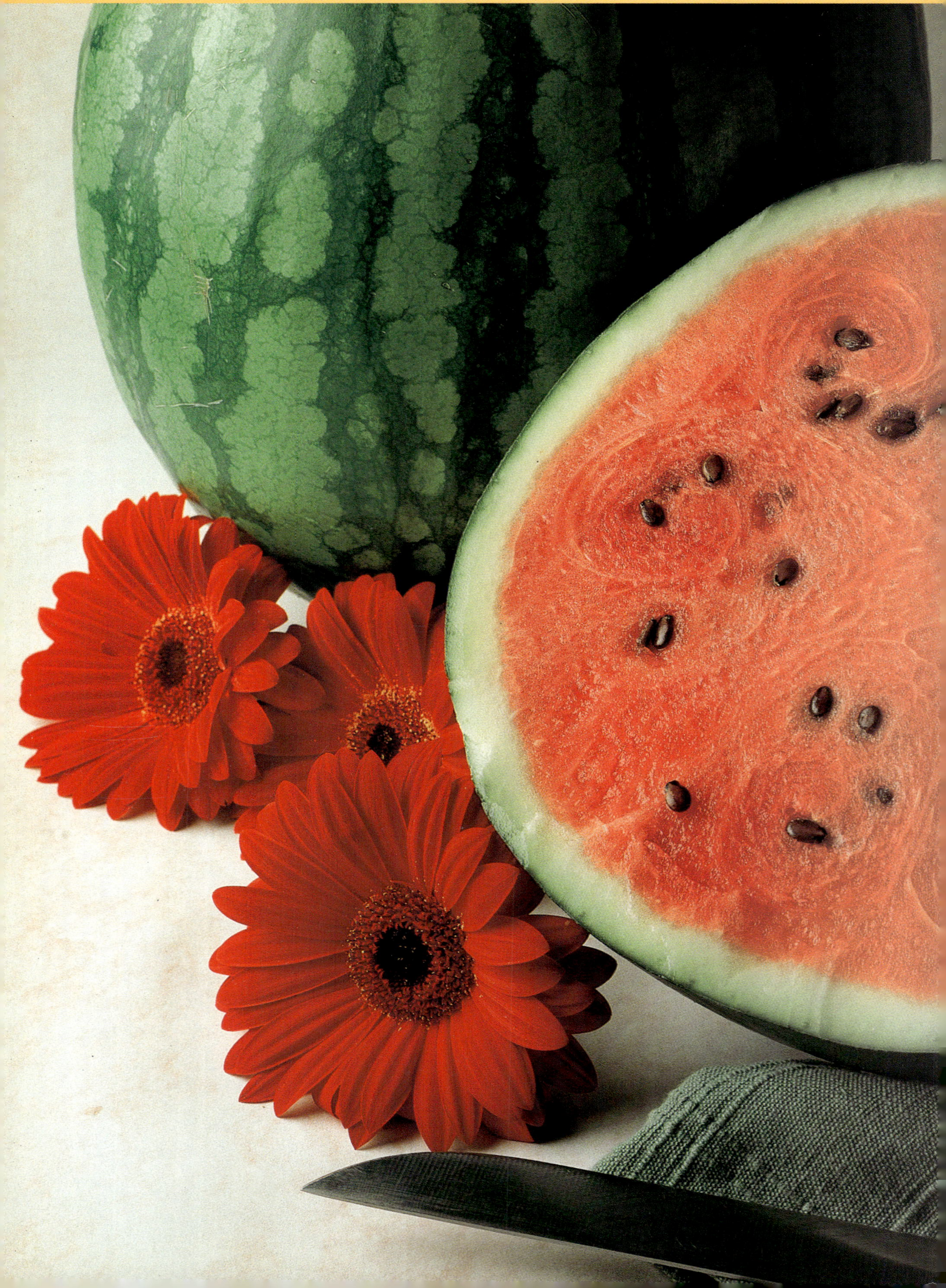

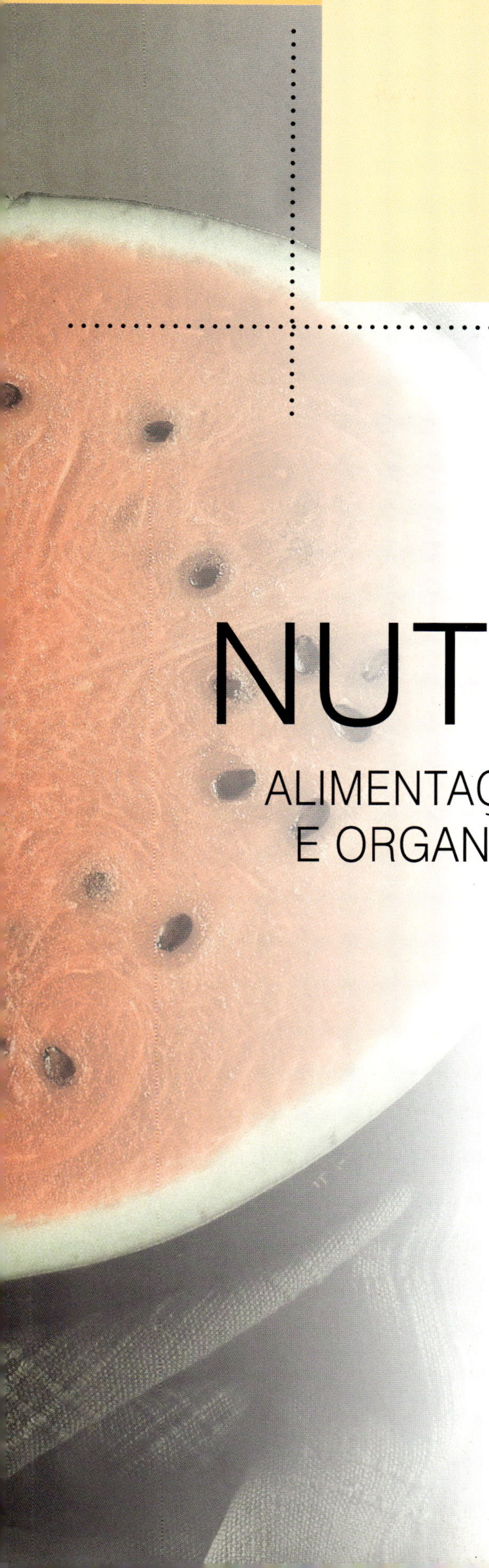

NUTRIÇÃO

ALIMENTAÇÃO EQUILIBRADA E ORGANISMO SAUDÁVEL

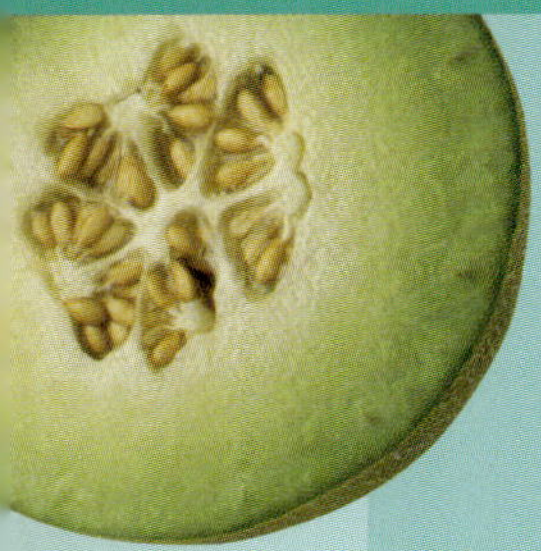

NOTA DO EDITOR
O conteúdo desta obra constitui uma orientação e, em nenhuma hipótese, pretende substituir a consulta ou as indicações dos especialistas. Os autores e os editores eximem-se de qualquer responsabilidade pelo uso incorreto das sugestões e das informações contidas neste livro.

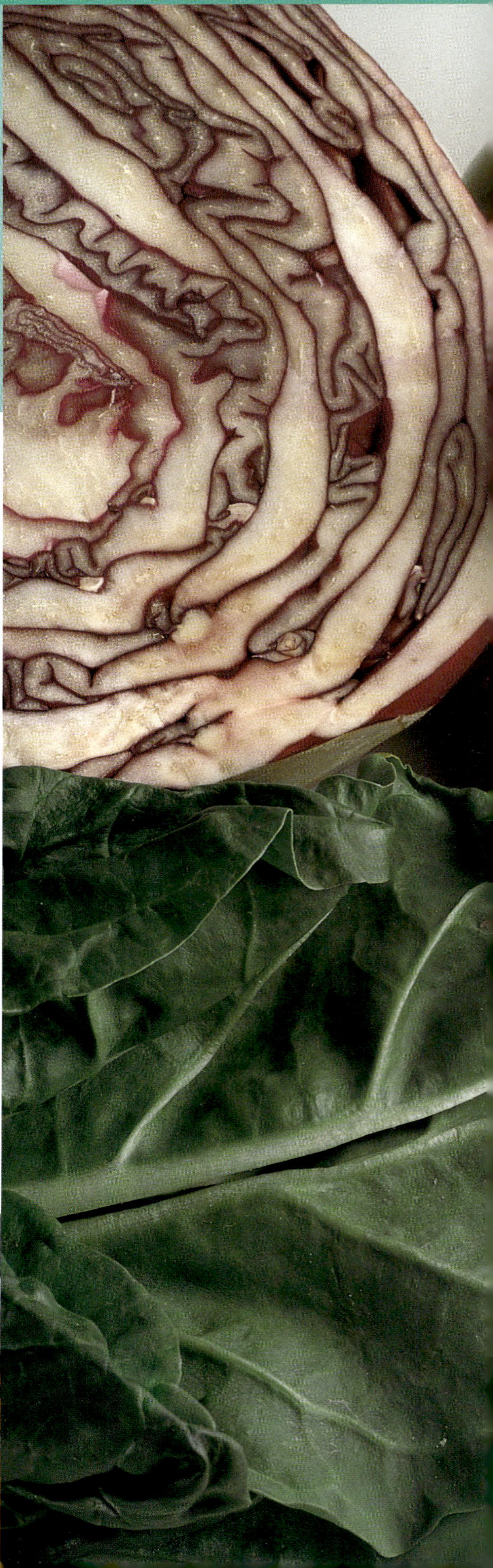

Título Original
Los nutrientes - Cómo conseguir la dieta más equilibrada y saludable

Edição Original

Dados Internacionais de Catalogação na Publicação (CIP)
(Câmara Brasileira do Livro, SP, Brasil)

Nutrição : alimentação equilibrada e organismo saudável / [redação de textos Francesc J. Fossas ; tradução Maria Bessana]. -- São Paulo : Alaúde Editorial, 2006. -- (Alimentação e saúde)

ISBN 85-98497-45-2

1. Ingestão de nutrientes 2. Matéria médica vegetal 3. Nutrição 4. Nutrição - Necessidades 5. Saúde - Promoção I. Fossas, Francesc J.. II. Série.

06-6652 CDD-613.2

Índices para catálogo sistemático:
1. Alimentos : Nutrientes : Nutrição aplicada : Promoção da saúde 613.2

Direção Editorial
Antonio Cestaro

Tradução
Maria Bessana

Redação de Textos (Edição Original)
Francesc J. Fossas

Revisão
José Muniz Jr. e Lucimara Leal

Editoração Eletrônica
Walter Cesar Godoy

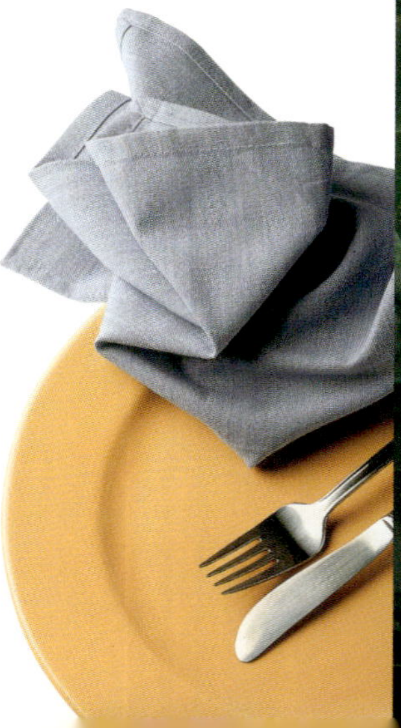

ALAÚDE EDITORIAL LTDA.
Rua Hildebrando Thomaz de Carvalho, 60
CEP 04012-120 - São Paulo - SP
Telefax: (11) 5572-9474 - 5579-6757
email: alaude@alaude.com.br – www.alaude.com.br

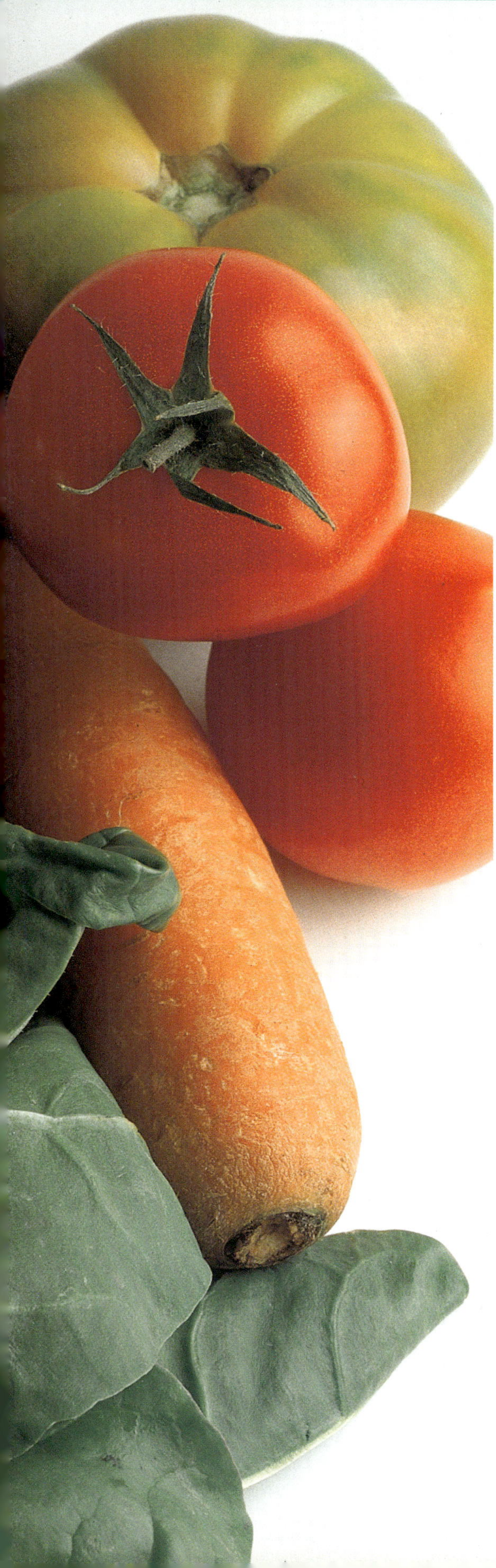

SUMÁRIO

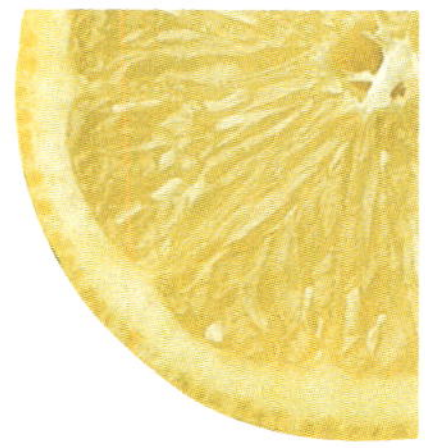

Apresentação 7

UMA FUNÇÃO BÁSICA

A nutrição e seus objetivos, 11
O conceito de nutrição, 12
Mas quais são os objetivos da nutrição?, 16

Os protagonistas da nutrição, 21
Os nutrientes, bem de perto, 22
Os nutrientes essenciais, 24
Para conhecer melhor os nutrientes, 26
A aventura dos alimentos, 28
Necessidades e recomendações, 34
Os alimentos: fontes de nutrientes, 36

Nutrição e saúde, 41
A importância do equilíbrio, 42
O porquê dos desequilíbrios, 44
Deficiências e excessos, 50

AS ESTRELAS DA NUTRIÇÃO

Carboidratos, gorduras e proteínas, 59
Os carboidratos, 60
As gorduras, mais que uma reserva energética, 66
O papel primordial das proteínas, 72

Vitaminas e minerais, 77
As vitaminas, 78
Os minerais, 84

A fibra e a água, 89
A fibra, 90
A água, 92

Índice remissivo, 94

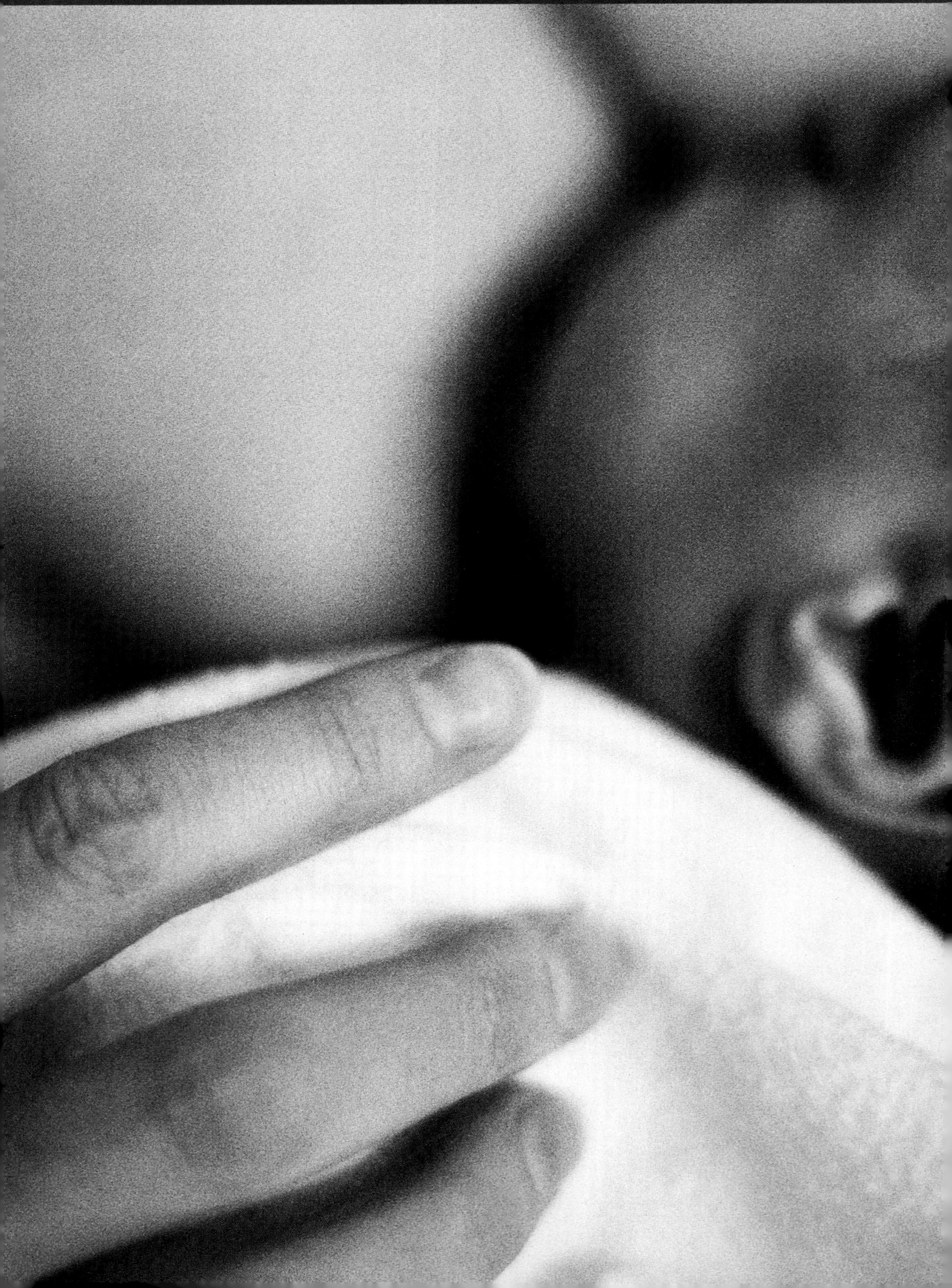

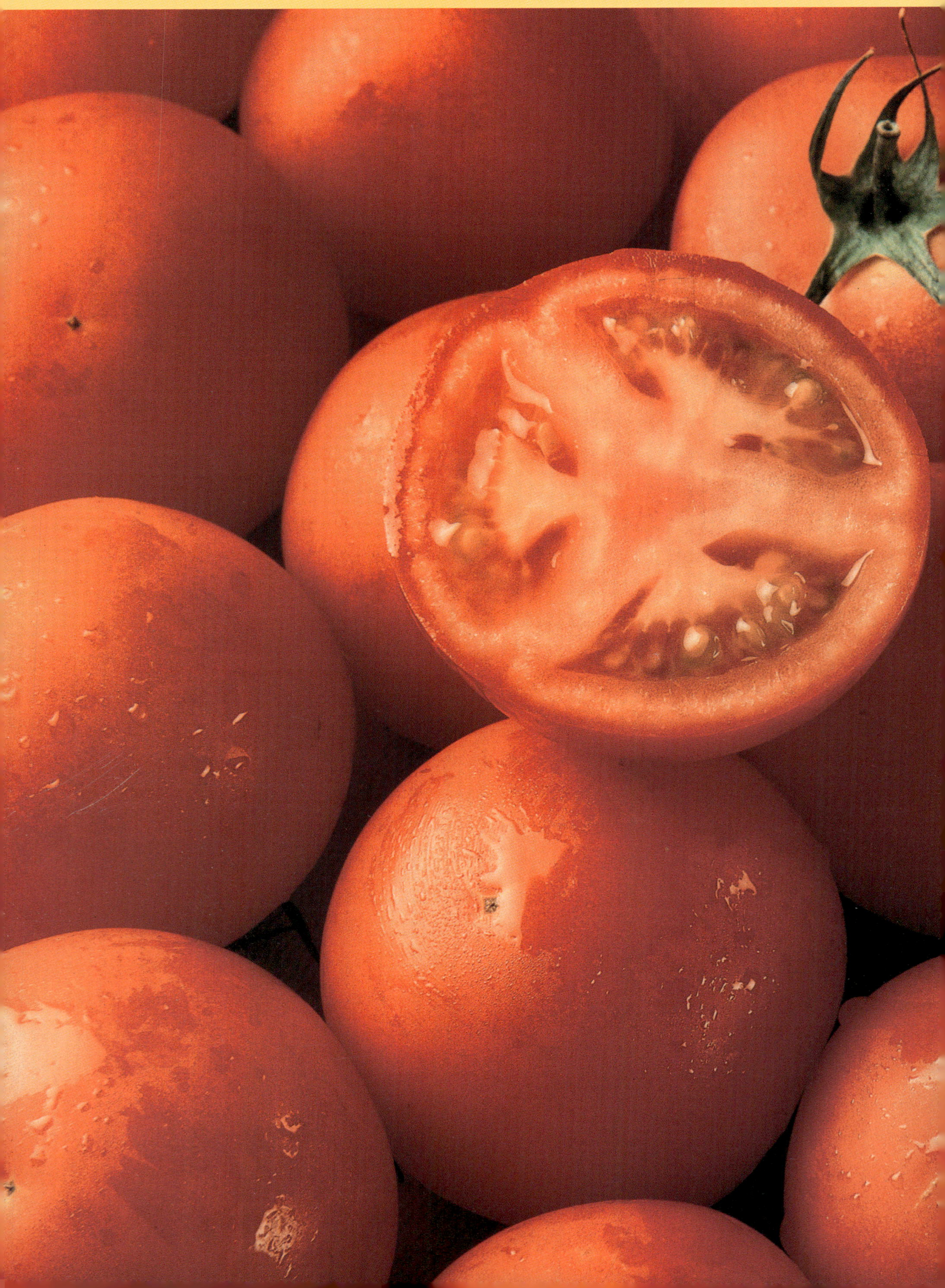

nutrição

UMA FUNÇÃO BÁSICA

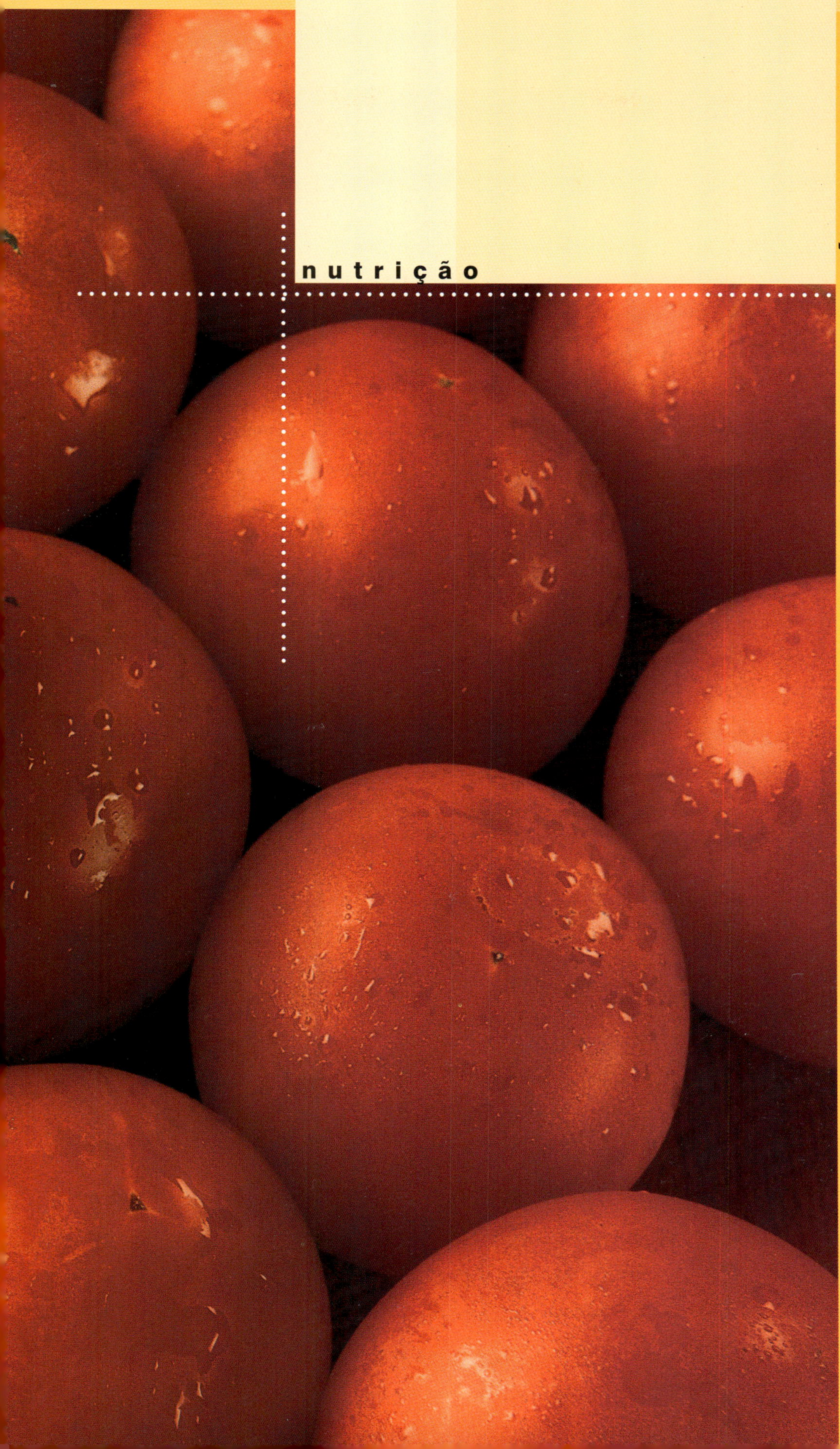

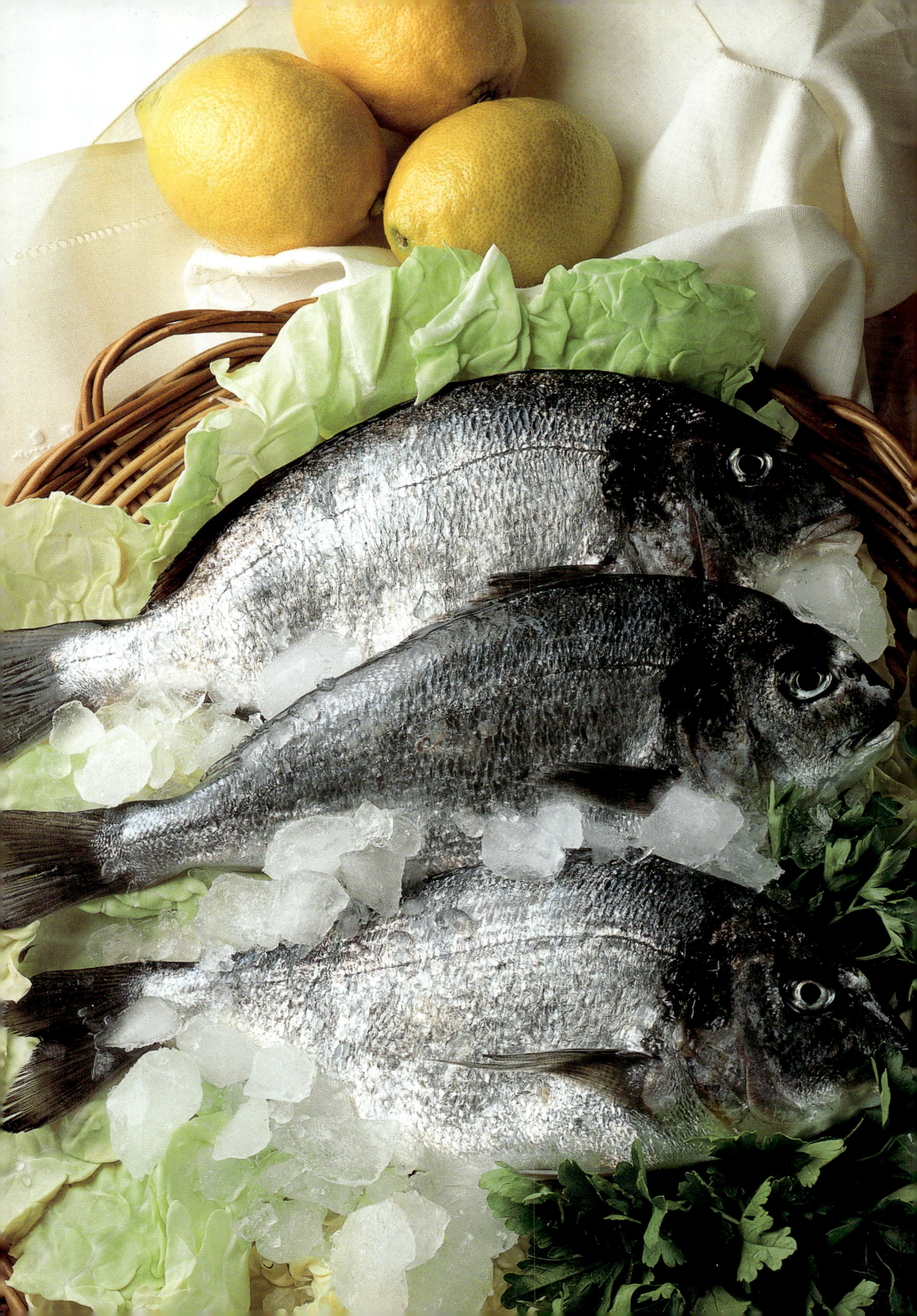

NUTRIÇÃO

A NUTRIÇÃO E SEUS OBJETIVOS

O livro que você tem em mãos pretende fazê-lo conhecer os aspectos mais importantes relacionados aos nutrientes.

Contudo, o estudo dos nutrientes não tem sentido se o separarmos do processo ao qual servem, e este não é outro senão a nutrição. É fácil compreender, se você nos permite a comparação, que o estudo dos peixes não tem sentido se nos esquecemos do ambiente natural em que eles vivem, ou seja, um rio ou o mar. Por isso, nosso contato com os nutrientes começa com um passeio pelos aspectos mais importantes da nutrição.

O CONCEITO DE NUTRIÇÃO

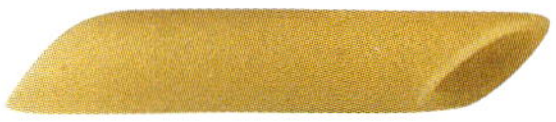

Ninguém tem dúvida de que, para realmente compreendermos um assunto, é essencial empregarmos as palavras de modo correto. E este é, naturalmente, um dos objetivos a que também aspira a linguagem científica. Mas, infelizmente, isto não é fácil, e muitos dos conceitos que encontraremos ao longo destas páginas serão um bom exemplo disto. O primeiro, sem mais delongas, é o de nutrição.

O QUE É, NA VERDADE, A NUTRIÇÃO?

De uma maneira ou de outra, sabemos que o conceito "nutrição" faz parte de seu vocabulário e constitui uma das milhares de palavras que você conhece e utiliza habitualmente. Mas o quê ela realmente significa para você? Seus familiares, seu médico ou um livro técnico que você esteja consultando têm a mesma opinião? É muito provável que não, e que também haja muitas e significativas diferenças a respeito do assunto. Não se surpreenda, isso também acontece com outras expressões "muito utilizadas". Você compreenderá que com tal impasse não podemos ir muito adiante, pois precisamos estabelecer critérios.

Um ponto em comum: a definição

"A nutrição é a ciência que estuda todos aqueles processos por meio dos quais o organismo recebe, utiliza e elimina os nutrientes que ingere." No organismo humano, estes processos se realizam através de funções tão essenciais quanto a digestão e a absorção dos nutrientes, seu transporte através do sangue para o interior de nossas células, seu armazenamento, a mobilização de suas reservas, suas transformações, sua utilização e, é claro, sua degradação e eliminação.
Portanto, seu objeto de estudo é o conjunto de processos que ocorrem depois que o alimento passa pela boca, seu destino e o dos nutrientes que o compõem, regidos por mecanismos que fogem ao controle de nossa vontade.

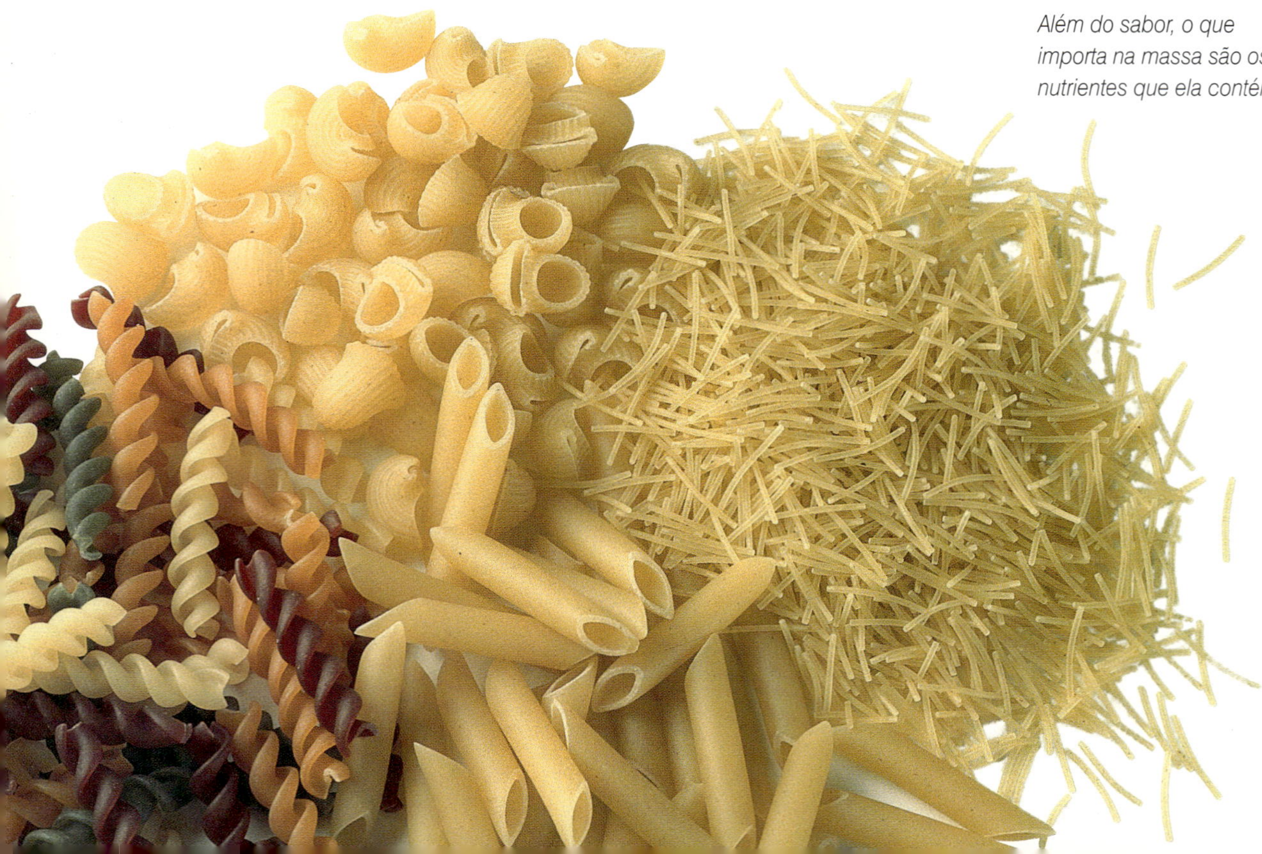

Além do sabor, o que importa na massa são os nutrientes que ela contém.

Uma ciência em desenvolvimento

A nutrição é uma ciência jovem que mantém estreitos laços com outras áreas da ciência, como a bioquímica, a biologia, a fisiologia e a medicina. Ela se alimenta dos avanços destas diferentes disciplinas, ao mesmo tempo em que contribui para o avanço das mesmas com suas descobertas. Essa juventude se explica por tratar-se de uma área de conhecimento aberta, em que ainda há muito a se descobrir.

A situação dos oligoelementos, elementos químicos de que necessitamos em pequenas quantidades, é um excelente exemplo do que acabamos de dizer. Alguns deles, como o selênio, foram aceitos como nutrientes há apenas algumas décadas; quanto a outros, ainda não se sabe ao certo se são ou não nutrientes.

Conhecimentos provisórios

Você é uma dessas pessoas que acreditam que os conhecimentos científicos não são verdades eternas? Se você pensa assim, parabéns. A história e os fatos lhe dão razão.

Nenhuma ciência escapa dessa realidade e, é claro, a nutrição não é uma exceção. Nesse sentido, é verdade que há uma base de conhecimentos bem estabelecida, que alcançou notável solidez, mas historicamente temos assistido a numerosas mudanças radicais que mantêm a porta aberta para a entrada de novos conhecimentos.

Se você quer exemplos concretos, podemos falar da massa alimentícia, que há algumas décadas não era permitida na dieta de diabéticos e hoje está perfeitamente integrada no cardápio deles; ou do peixe, há algum tempo proibido nas dietas de quem tinha elevado nível de colesterol e atualmente recomendado como um alimento saudável para o coração.

Certamente, há ocasiões em que novos conhecimentos vêm confirmar e ampliar os já conhecidos e, em outras, estes conhecimentos representam uma revolução, dando lugar a novos paradigmas.

Vivas controvérsias

Por último, e não podia ser de outra maneira tendo em conta o que já mencionamos, cabe dizer que os conhecimentos que temos sobre nutrição são controversos, ou pelo menos parte deles. Poucos temas desfrutam de um consenso generalizado; pelo contrário, em muitos deles se mantêm pontos de vista opostos. Mas, como tudo, isto também tem seu lado positivo, ou seja, é o debate que enriquece nossos conhecimentos.

Depois de tudo que dissemos, falta fazer uma advertência: você acaba de ver que a nutrição é uma ciência complexa, jovem, com conhecimentos provisórios e controversos. Tenha isso sempre em mente na caminhada por essa apaixonante área do conhecimento humano; isso lhe será muito útil para instigar seu espírito crítico e ajudá-lo a descartar, sem dificuldades, a enorme quantidade de informações confusas e erradas que se escreve sobre esse assunto e podem chegar até você.

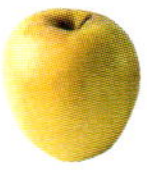

Você está ciente de que as três funções vitais que caracterizam os seres vivos são a nutrição, a relação com seus semelhantes e a reprodução?

O VALOR SIMBÓLICO DOS ALIMENTOS

Que os alimentos são dotados de valores simbólicos está fora de discussão. Por exemplo: você já pensou por que o panetone é típico do Natal? ou por que um parceiro não serviria um prato de lentilhas em um jantar romântico? ou por que consideramos os alimentos doces mais apropriados a crianças ou a mulheres?

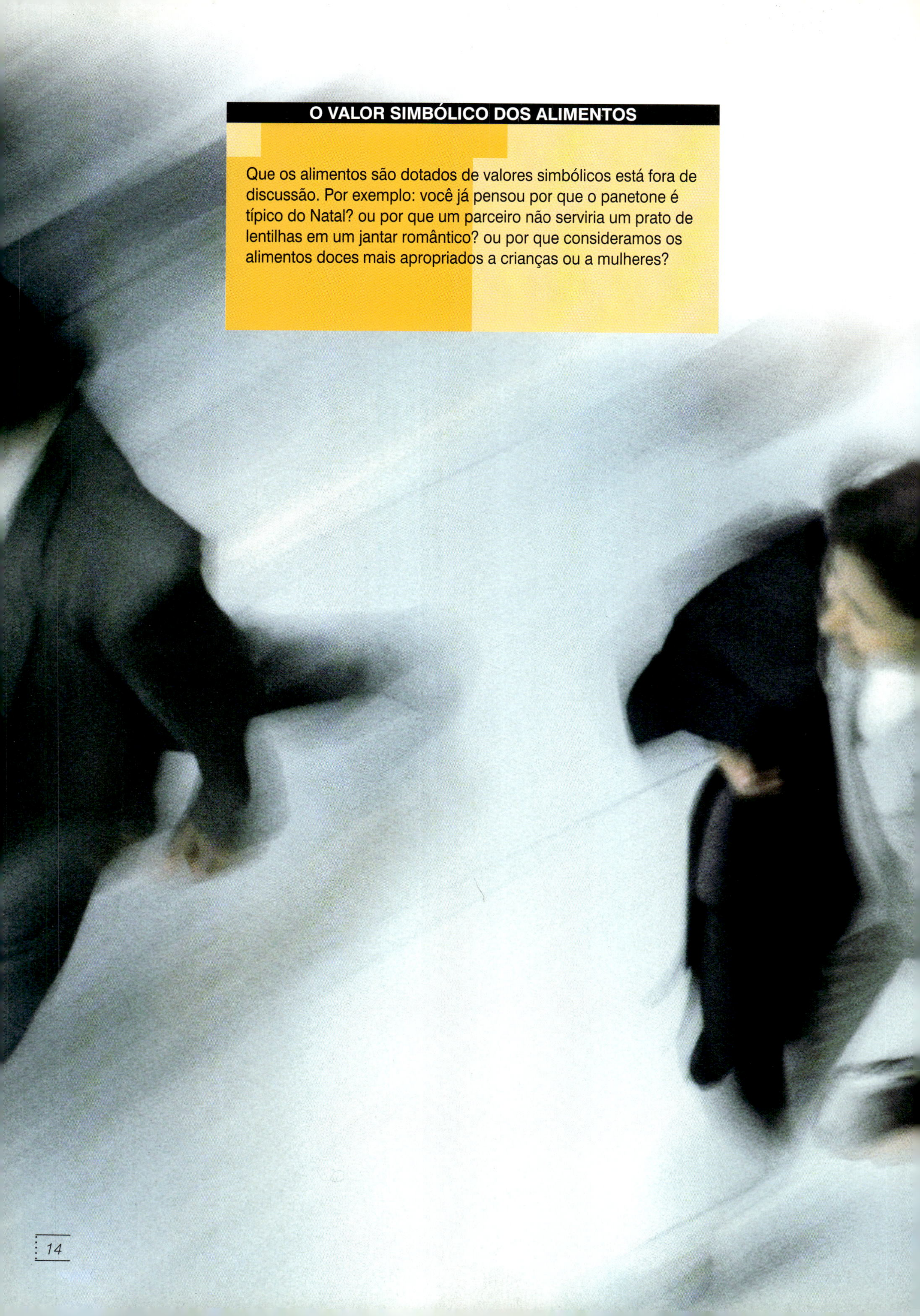

OUTROS DOIS CONCEITOS DE GRANDE INTERESSE

No ponto em que nos encontramos, uma definição de nutrição não seria completa se não a diferenciássemos de outros dois conceitos que, em geral, estão associados a ela e, com freqüência, são utilizados erroneamente, de forma indistinta. Referimo-nos aos termos alimentação e dietética.

A alimentação

Em sentido estrito, a alimentação é o processo pelo qual extraímos do mundo exterior os alimentos. Em outras palavras, é o **ato de comer**. Ainda que à primeira vista pareça um ato simples, na realidade a alimentação oculta uma extraordinária complexidade, pois envolve muitas outras manobras e estratégias; por exemplo, a busca pelos alimentos, sua seleção e ingestão, a qual, por sua vez, inclui diversos fatores: como, quando, quanto, onde e com quem comemos.

Se a nutrição é um processo primordialmente fisiológico, na alimentação há um grande componente cultural, como demonstra o fato de ser um processo aprendido e mutável; essa afirmação é corroborada nas diversas formas de se alimentar que têm os diferentes povos do planeta. Está correto, portanto, que se alimentar é muito mais do que se nutrir.

A dietética

A palavra dieta vem do grego e significa "regime de vida", em um amplo contexto da relação do indivíduo com o meio em que vive.

É claro que atualmente, passados mais de vinte séculos, o termo já não significa a mesma coisa para nós. Popularmente lhe são atribuídos muitos significados, mas, do ponto de vista científico e sanitário, a dietética é uma disciplina que estuda como **aplicar a alimentação** ao organismo humano e tenta relacionar os conhecimentos existentes na alimentação e na nutrição para propor e recomendar formas de se alimentar, isto é, **planos alimentares**, adaptados às necessidades dos indivíduos.

Isso é feito tanto na saúde quanto na doença; no primeiro caso, falamos de dieta equilibrada ou dieta saudável e, no segundo, de dieta terapêutica ou dietoterapia. Se a primeira tem uma vocação fundamentalmente preventiva, a segunda é uma das múltiplas ferramentas que podem ser colocadas a serviço do restabelecimento da saúde. A nutrição nos diz quais são os nutrientes necessários e a dietética transforma-os em alimentos e refeições.

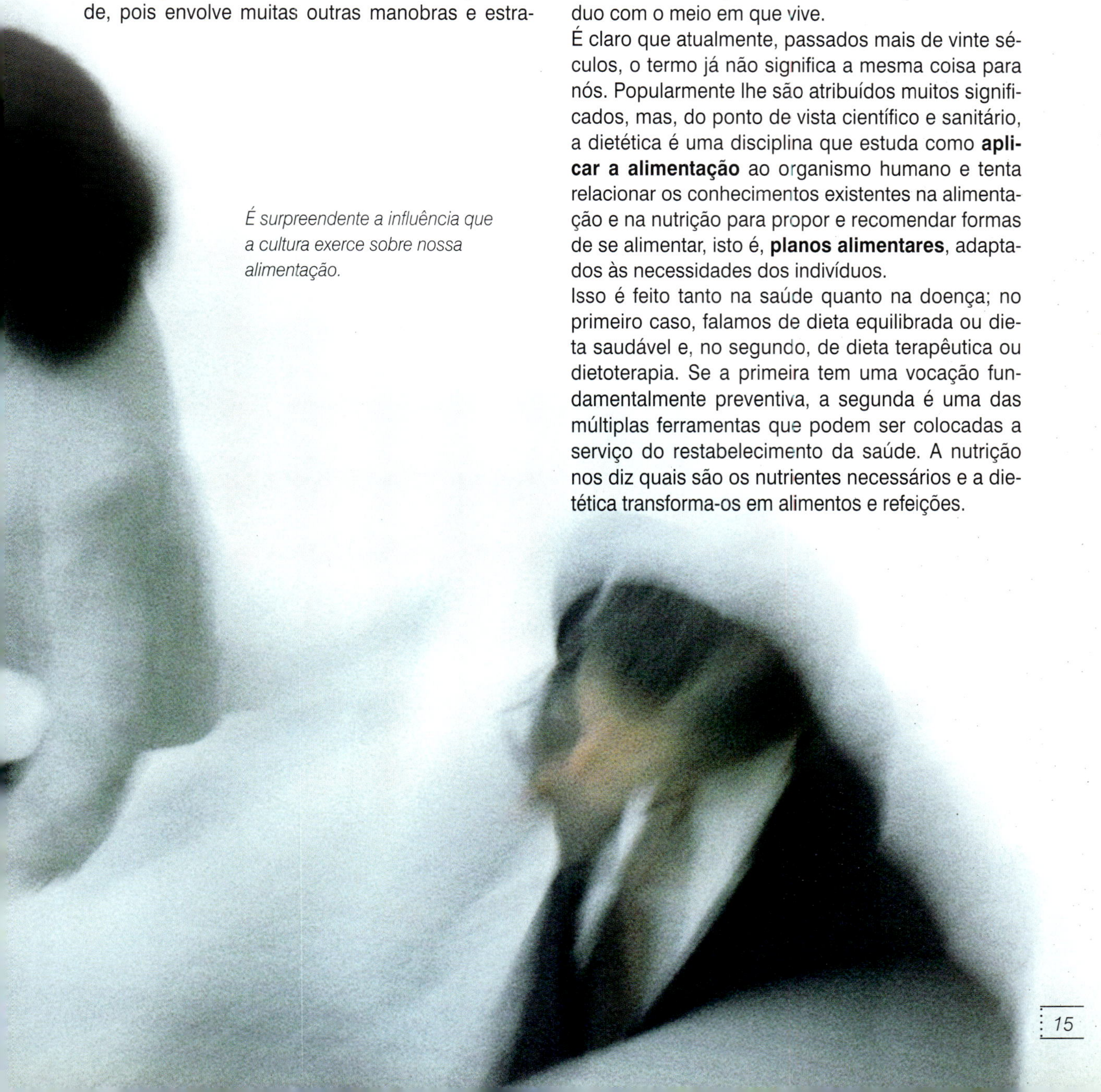

É surpreendente a influência que a cultura exerce sobre nossa alimentação.

MAS QUAIS SÃO OS OBJETIVOS DA NUTRIÇÃO?

Provavelmente, ensinaram a você, como a todos nós, em idade muito tenra, que a nutrição é uma das funções básicas dos seres vivos. Isso está correto, pois todos os organismos, desde os seres mais simples, compostos apenas por uma célula, até nós, organismos evoluídos, precisamos obter do exterior energia e substâncias para que a manutenção da vida seja possível.

As formas e as estratégias que adotamos para isso são extraordinariamente variadas, mas, em essência, o processo visa ao mesmo fim.

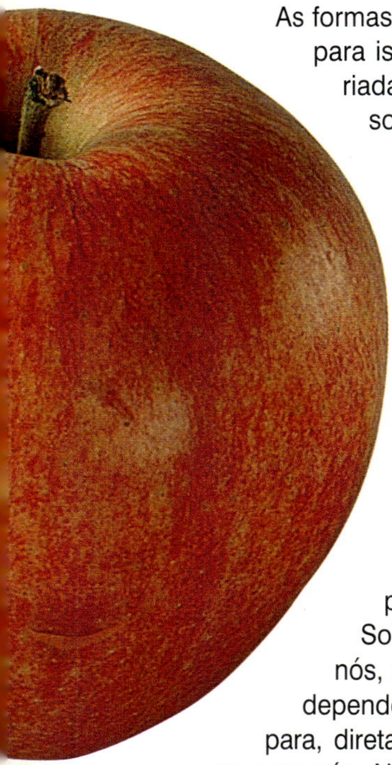

TRÊS GRANDES OBJETIVOS

A obtenção da energia

Você conhece alguma coisa que funciona sem energia? A vida não é, naturalmente, nenhuma exceção, e os organismos vivos devem obter a energia de que necessitam e consomem a cada instante. As plantas a obtêm diretamente do Sol, mas os animais, e entre eles nós, não somos capazes de fazê-lo; dependemos de outras formas de vida para, direta ou indiretamente, fornecerem-na para nós. Não há dúvida de que o fato de sermos onívoros nos coloca em situação privilegiada na cadeia alimentar, pois contamos com uma gama de substâncias que podem nos servir de alimentos.

Nossa moeda energética chama-se ATP

Na realidade o que nos interessa nos alimentos, do ponto de vista energético, são dois tipos de substâncias de que trataremos, sob variadas perspectivas, ao longo deste livro. Trata-se dos carboidratos e das gorduras. Uma vez digeridos e absorvidos, eles chegam a nossas células, onde, através de complexas reações, obtém-se a energia na forma em que podemos utilizá-la, isto é, na molécula ATP, sigla de Adenosina Trifosfato. O ATP é a autêntica moeda com que cada célula remunera os trabalhos que requerem energia, como o movimento, o transporte de algumas substâncias e determinadas reações químicas.

A formação e a manutenção de estruturas

Você imagina como sua residência foi construída? Foram necessários um grande esforço e numerosos materiais de construção. Uma vez construída, quantas vezes precisou de alguma reforma e de manutenção? Com certeza muitas vezes, pois o uso constante desgasta seus diferentes materiais. Algo semelhante ocorre com nosso organismo.

Para que um recém-nascido chegue à idade adulta, é necessário um grande aporte de energia e de "**materiais de construção**". Pense um pouco sobre isto: no primeiro ano de vida o bebê experimenta um extraordinário crescimento, passando de aproximadamente 3,5 quilos ao nascer a 11 quilos em apenas doze meses. Ou seja, em um ano ele multiplica seu peso por três. E o crescimento continua... Tudo isso é possível graças ao aporte de distintos nutrientes.

Para os adultos, a manutenção

A partir de certa idade, cessa o crescimento, mas não o funcionamento de nossa "máquina", que continua realizando implacavelmente suas funções. No decorrer "natural" característico da vida, todo dia perdemos um grande número de **proteínas**, milhares de células são destruídas, microlesões internas ocorrem e, para reparar tudo isso, mais uma vez precisamos do adequado aporte de nutrientes.

A regulação dos processos

Se alguma coisa caracteriza a vida é a ordem. As substâncias envolvidas na regulação dos diferentes processos são muitas e algumas delas são **nutrientes**, como determinadas vitaminas e minerais que intervêm em múltiplas reações químicas essenciais para a vida celular.

Você sabia que a maior parte do ATP é obtida em organelas celulares chamadas mitocôndrias, e que para isso é necessária a presença do oxigênio?

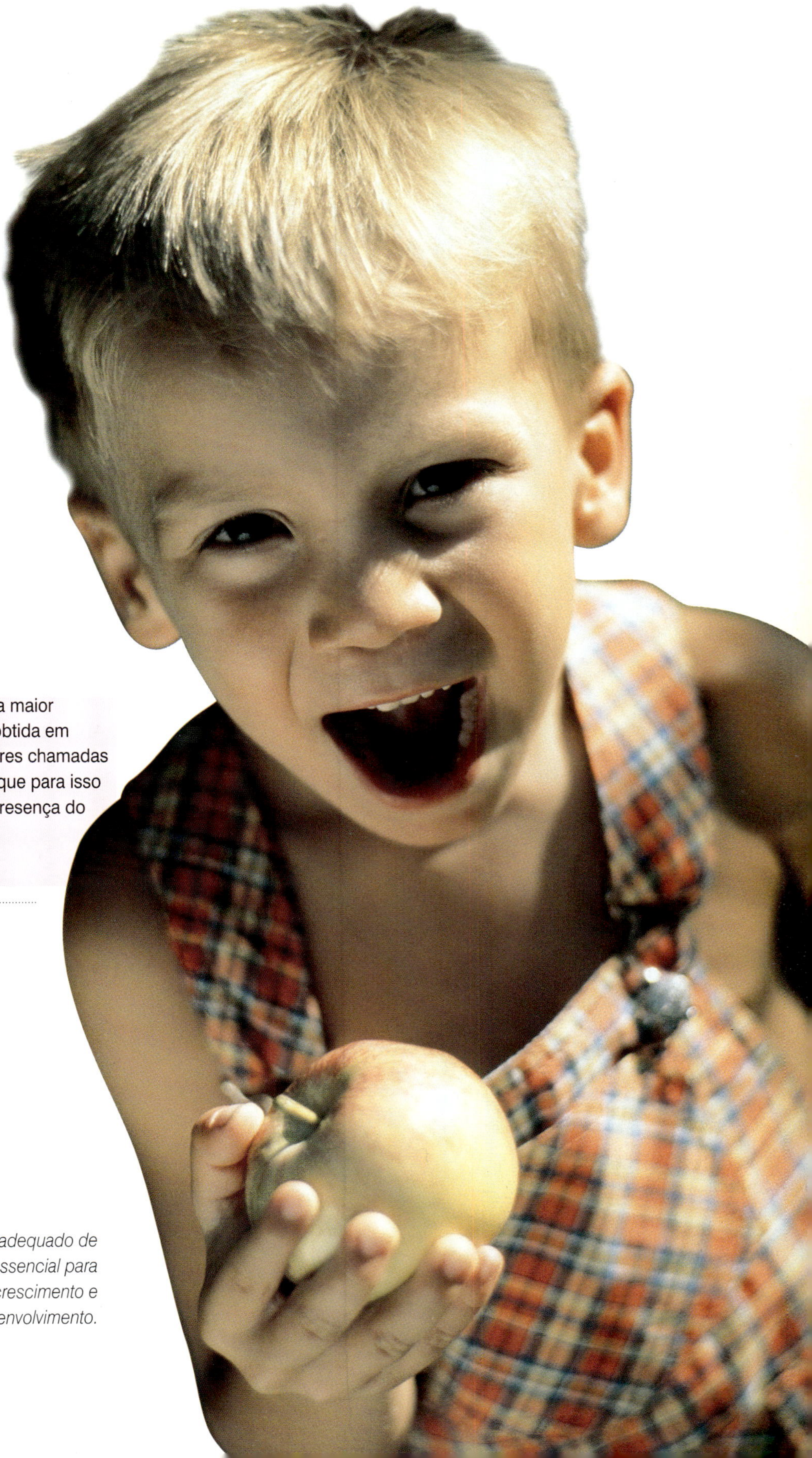

Um aporte adequado de nutrientes é essencial para o correto crescimento e desenvolvimento.

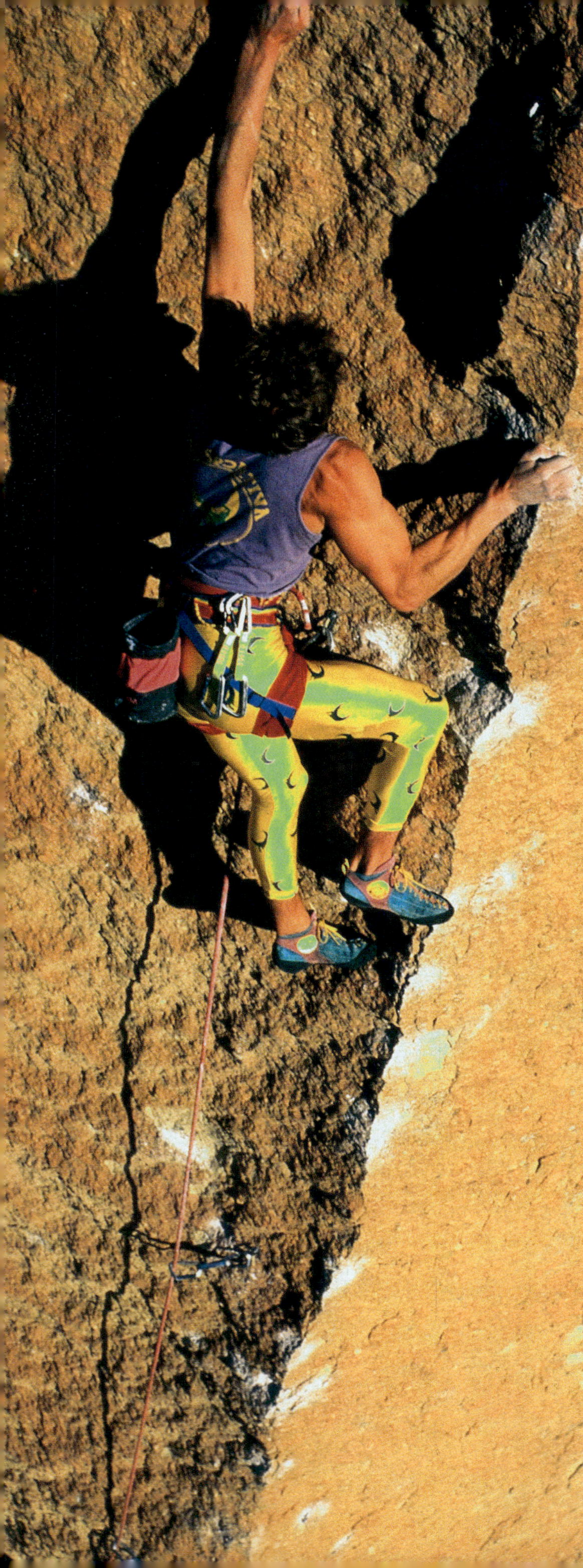

A SERVIÇO DA NUTRIÇÃO

Acabamos de ver quais são os objetivos básicos da nutrição. Mas é evidente que este complexo processo não se produz do nada. Como a nutrição é possível? Que estruturas participam dela? Como você verá em seguida, são muitos os órgãos e os sistemas relacionados com a nutrição e que interferem de modo decisivo para que ela se torne realidade. A questão vai muito além do sistema digestório, o qual relacionamos de forma imediata a essa função vital e com o qual iniciamos esta descrição.

O sistema disgestório
Inclui todo o tubo digestivo e as glândulas anexas, como as glândulas salivares, o fígado e o pâncreas. Mais adiante, estudaremos esse sistema em detalhe, mas, por enquanto, deve-se saber que sua principal função é preparar os nutrientes para que possam ser absorvidos após a digestão.

O sistema circulatório
Abrange o coração e os vasos sangüíneos, como as artérias e as veias. Seu papel é distribuir os nutrientes pelo organismo, bem como recolher e transportar os resíduos do metabolismo aos sistemas de eliminação.

O sistema linfático
A maior parte das gorduras absorvidas em nosso intestino não vai diretamente para o sangue. É recolhida primeiro pelos vasos linfáticos e, em seguida, depositada na corrente sangüínea.

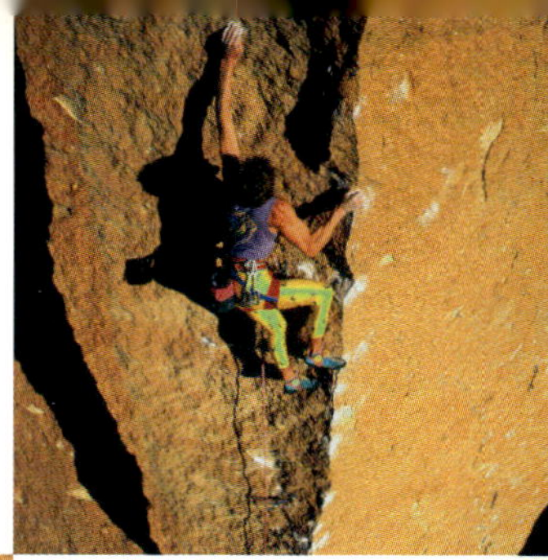

O funcionamento de órgãos e sistemas depende, em grande parte, do adequado aporte de nutrientes.

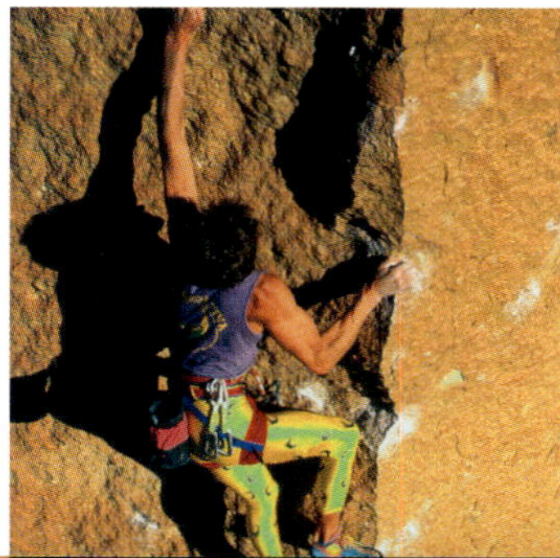

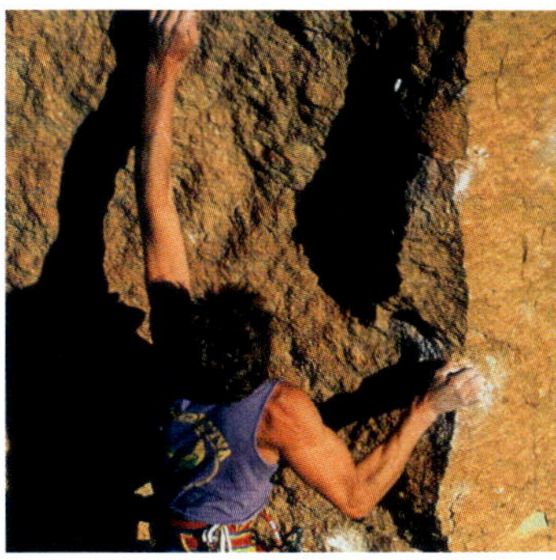

O PAPEL REGULADOR DO SISTEMA NERVOSO

Ele pode ser considerado o maior regulador dos diversos sistemas. Nele se integram variados sinais relacionados com a nutrição, como a fome e a saciedade.

O sistema respiratório

É o encarregado de captar o oxigênio necessário para extrair energia dos nutrientes energéticos. Além disso, elimina o dióxido de carbono resultante da respiração.

Os rins

Desempenham um papel fundamental na regulação do meio interno. Também são vitais para a manutenção de um volume normal de água e de um adequado equilíbrio de elementos no organismo, como o sódio e o potássio, além de eliminar os resíduos metabólicos solúveis em água.

O fígado

É o grande laboratório químico de nosso organismo. Ele está envolvido em um número extraordinário de reações que determinam, em grande parte, qual será o destino de muitos dos nutrientes. Serve, por outro lado, como armazém para alguns nutrientes e se encarrega de eliminar, através da bílis, as substâncias solúveis em gordura não aproveitadas pelo metabolismo. Tudo isso sem esquecer da sua contribuição para a digestão.

O sistema endócrino

Por meio dos hormônios, o sistema endócrino regula nosso organismo. No que diz respeito à nutrição, sua participação é decisiva; basta lembrar o papel da insulina na regulação dos níveis de glicose no sangue, ou dos hormônios, como o glucagon e a adrenalina, que regulam a utilização dos nutrientes em determinadas circunstâncias.

É evidente que o organismo atua como uma sinfonia perfeita na qual tudo está inter-relacionado. Essa extraordinária interação, que permite o funcionamento de um organismo tão complexo como o do ser humano, também tem seus riscos. E é quando falta um desses elementos que pode ocorrer todo tipo de problema. Isso pode ser visto nitidamente no processo de nutrição. Problemas no fígado, alterações renais, problemas circulatórios etc. colocarão em perigo todo o sistema em seu conjunto.

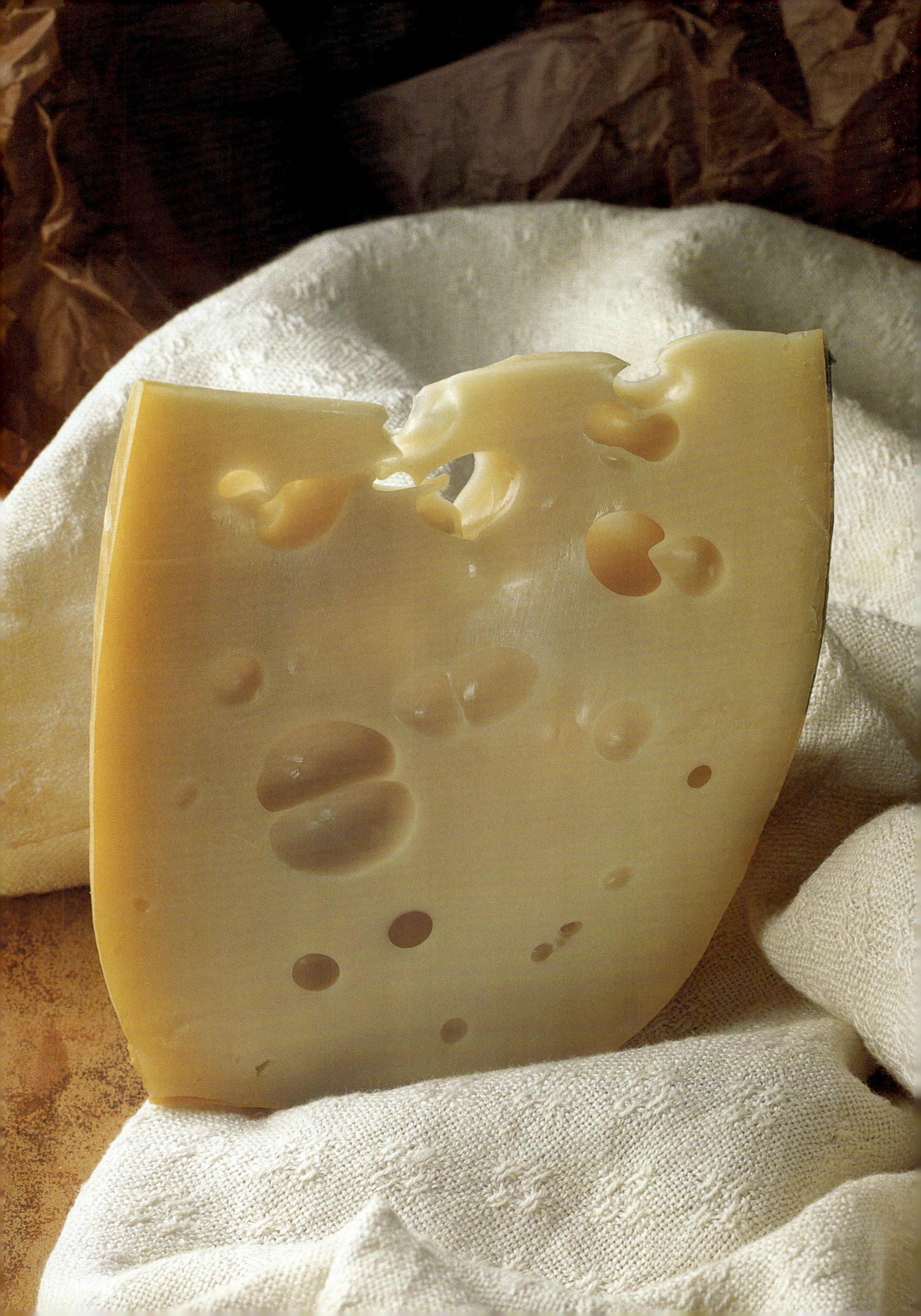

NUTRIÇÃO

OS PROTAGONISTAS DA NUTRIÇÃO

Se você não é um especialista no assunto, provavelmente tem a sensação de que cada vez que tentou ampliar seus conhecimentos sobre nutrição deparou com textos áridos, pouco "digestivos", que em vez de animá-lo o fizeram desistir dessa idéia. Sem dúvida, na nutrição há questões pouco claras, que permitem muitas especulações, mas a finalidade de todo texto prático – e este pretende sê-lo – é esforçar-se ao máximo para que seu conteúdo seja facilmente compreensível, sem, entretanto, perder o rigor. Nós o encorajamos, portanto, para que tente de novo conosco.

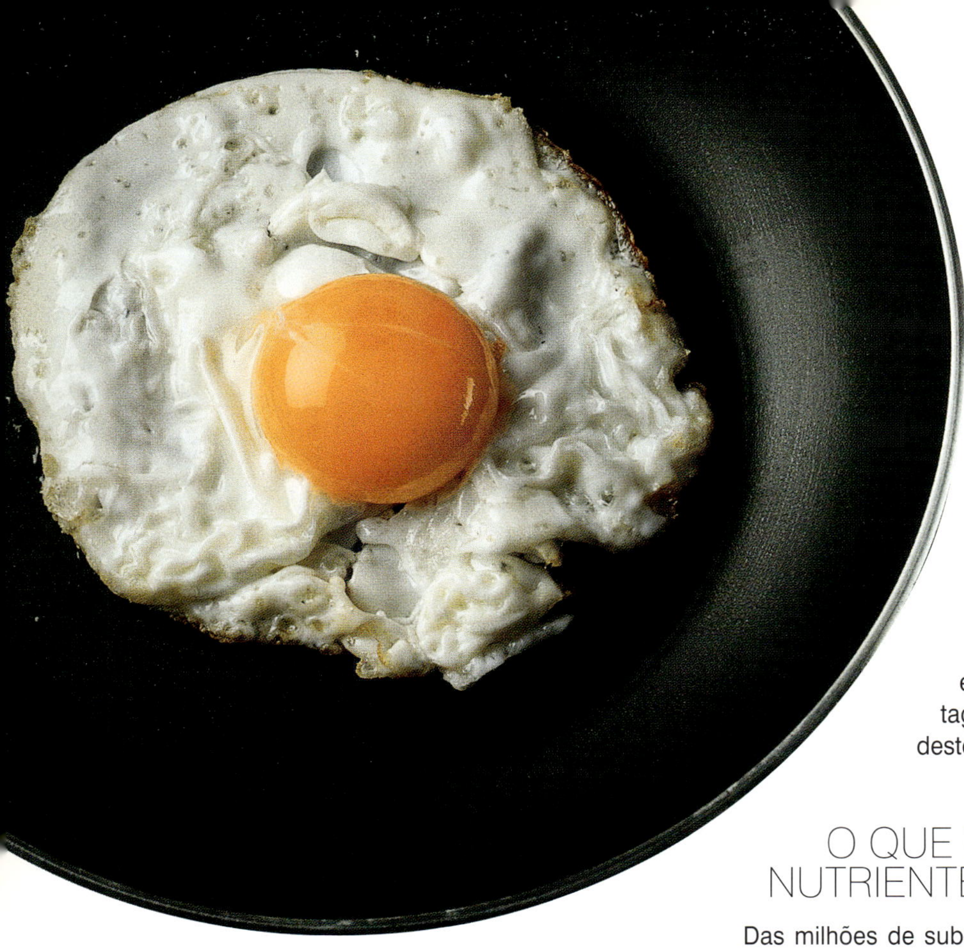

Explicar o que são os nutrientes e descobrir como podemos conhecê-los melhor são objetivos das próximas páginas. Isso se considerarmos que eles são, em definitivo, os grandes protagonistas de nossa nutrição – e deste livro!

OS NUTRIENTES, BEM DE PERTO

O QUE É UM NUTRIENTE?

Das milhões de substâncias diferentes elaboradas pela natureza, apenas umas poucas eleitas, em torno de cinqüenta, são úteis como nutrientes. De fato, só estas correspondem à **definição** de nutriente, que é: "Substância química que, contida nos alimentos, é capaz de desempenhar alguma das funções básicas da nutrição".
Fica claro, portanto, que nos proporcionar energia, ser útil para nós como material de construção/manutenção ou regular nosso metabolismo não é algo que está ao alcance de qualquer substância.
Os alimentos que você consome diariamente contêm naturalmente centenas de substâncias que não podem realizar nenhuma dessas tarefas. São os chamados compostos não-nutricionais dos alimentos.
Talvez, a partir de agora, você veja os nutrientes com outros olhos.

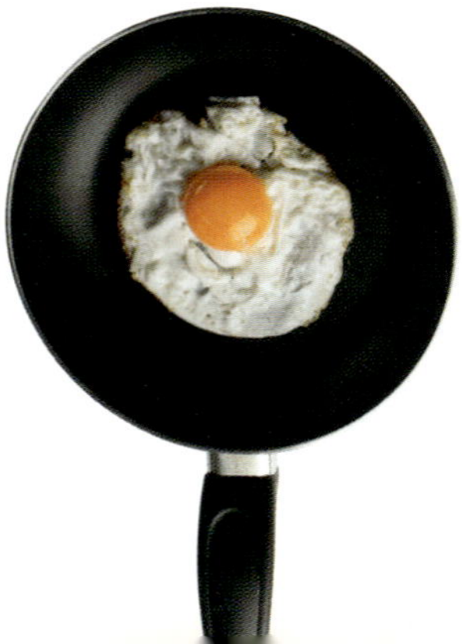
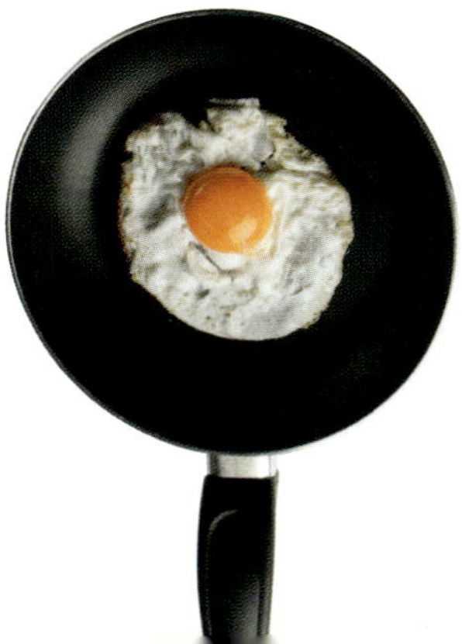
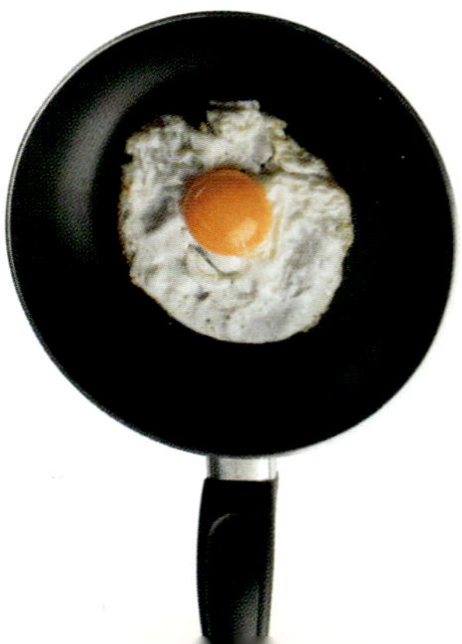

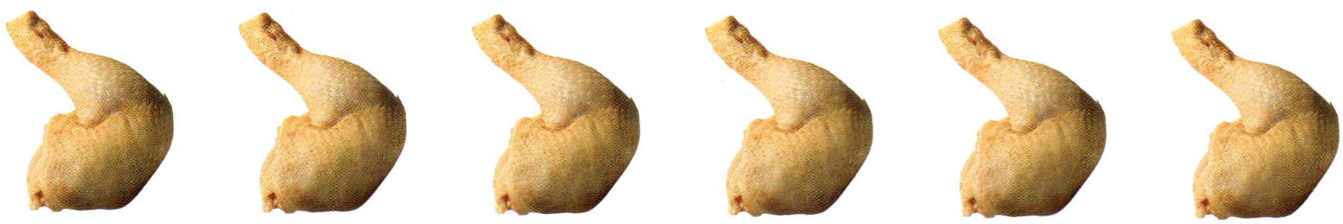

OS TIPOS DE NUTRIENTES

As diferentes substâncias que nos servem como nutrientes foram classificadas, de forma tradicional, em **cinco grandes grupos**. Todos serão abordados em detalhes na segunda parte do livro, mas agora é o momento de apresentá-los.

1 Os carboidratos

Esta não é única denominação deles, pois também são conhecidos como **hidratos de carbono** ou **glicídios**; com certeza são nomes que lhe soam familiares.

A maior parte dos carboidratos é encontrada em alimentos de origem vegetal. Sua principal função é nos proporcionar energia e, de fato, a recomendação é que sejam a maior fonte energética da nossa alimentação.

Possuem, no entanto, outras funções menos conhecidas: por exemplo, você sabia que um carboidrato, a desoxirribose, compõe a estrutura do DNA (ácido desoxirribunocléico)?

2 As gorduras

Também são conhecidas como **lipídios**, embora essa associação seja errônea, uma vez que o grupo dos lipídios é mais amplo e inclui muitas outras substâncias, como o colesterol.

As gorduras têm uma importantíssima **função energética** e, por sua capacidade de armazenar-se no organismo, são, de longe, a maior reserva de energia de que dispomos.

Também deve-se destacar que o componente mais importante das gorduras, os ácidos graxos, constituem um elemento fundamental da estrutura das membranas de nossas células.

3 As proteínas

Albert L. Lehninger, referência no campo da bioquímica, destaca o valor dessas substâncias: "Quase tudo o que acontece na célula requer a intervenção de uma ou mais proteínas". Isto nos permite ter uma idéia da enorme quantidade de funções em que elas estão envolvidas.

Sobre a composição das proteínas, dois aspectos merecem destaque. Em primeiro lugar, diferentemente do que acontece com os carboidratos e com as gorduras, as proteínas contêm **nitrogênio**, uma característica que tem importantes repercussões; em segundo lugar, os milhares de diferentes tipos de proteínas que existem são o resultado da união de seus componentes básicos, os **aminoácidos**.

Até aqui, os três tipos de nutrientes mencionados também são chamados de **macronutrientes**, pois são necessários em grandes quantidades, da ordem de várias dezenas de gramas por dia. Em contrapartida, os dois grupos restantes são chamados de **micronutrientes**, como se pode imaginar, são necessários em quantidades muito ou bem menores.

4 As vitaminas

Fazem parte do quadro de honra dos nutrientes por serem consideradas **reguladores metabólicos**. Uma grande quantidade de processos vitais necessita da presença de vitaminas, e sua deficiência ocasiona transtornos carenciais.

Os critérios que definem que uma substância possa ser considerada uma vitamina são preenchidos por substâncias de estrutura e função muito diferentes; isto explica porque, sob a mesma denominação, encontramos substâncias que atuam de formas tão diferentes e estão envolvidas em processos tão diversos.

Após cem anos de estudo, atualmente continuam tendo um lugar de destaque nas pesquisas sobre nutrição.

5 Os minerais

Este grupo inclui diferentes elementos químicos presentes em quantidades pequenas em nosso organismo. Em seu conjunto, atuam como **reguladores metabólicos** e também como **substâncias estruturais**. De uma forma ou de outra, é certo que grande quantidade de processos vitais requerem a presença dos minerais.

Como o que ocorre com as vitaminas, sua deficiência causa transtornos carenciais e continuam sendo fonte de estudo permanente.

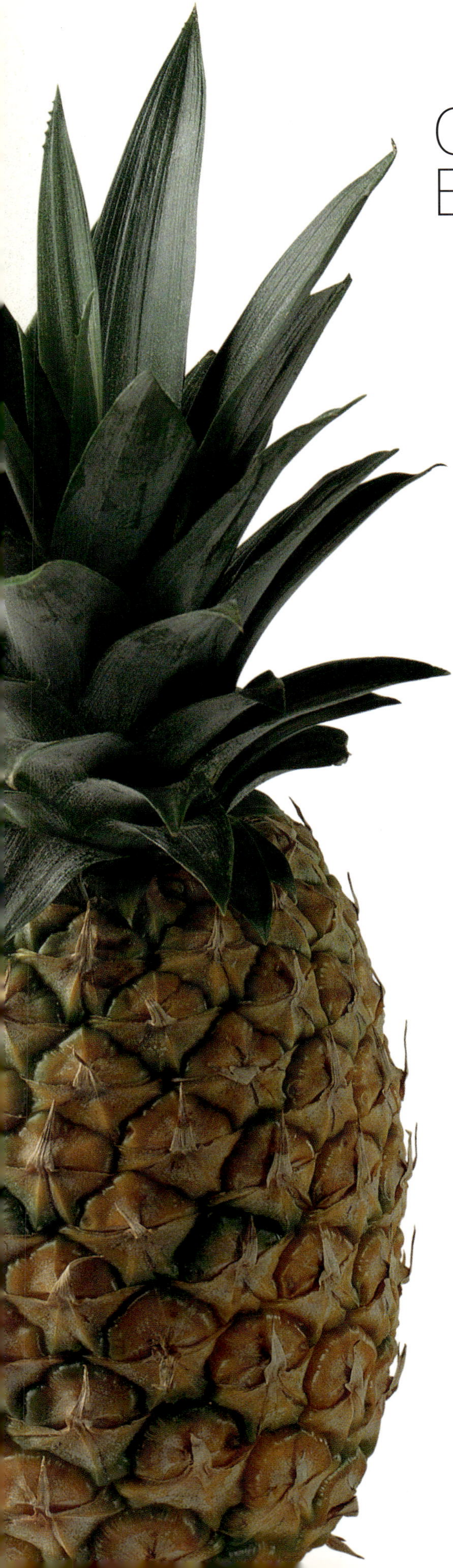

OS NUTRIENTES ESSENCIAIS

«Todos os nutrientes são muito importantes, mas nem todos são essenciais." Se você ler esta frase sem ter tido oportunidade prévia de aprofundar seus conhecimentos sobre nutrição, ela poderá lhe parecer um contra-senso, um absurdo. No entanto, tudo tem sua explicação.

O que chamamos de nutriente essencial?
Em nutrição, o conceito "essencial" tem um significado muito preciso: aplica-se a todo nutriente que, sendo necessário ao organismo, deverá ser obtido obrigatoriamente **do exterior**, por sermos incapazes de sintetizá-lo, seja em parte, seja em sua totalidade. Agora você pode entender por que podemos dizer, com razão, que um nutriente é muito importante, mas não essencial. A glicose, que pode ser sintetizada a partir de determinados aminoácidos das proteínas, é um excelente exemplo disto. Assim, nossa dieta deve dar prioridade à obtenção dos nutrientes essenciais.
Uma última questão a esse respeito: o que é essencial ou não depende da espécie animal. Por exemplo, a vitamina C não é essencial para a vaca, que a obtém com facilidade a partir da glicose, mas é essencial para nós, que somos incapazes de realizar esta função.

Os aminoácidos essenciais
Nas páginas anteriores, ao apresentar as proteínas, afirmamos que elas são formadas por unidades básicas, como os elos de uma corrente: tais unidades são os aminoácidos. Em torno de **duas dúzias** deles formam a imensa maioria das proteínas que conhecemos.
Mas, quando lhe aplicamos o critério da essencialidade, nem todos os aminoácidos são iguais – alguns nos são essenciais e outros não. Mais adiante você encontrará informações mais detalhadas a respeito.

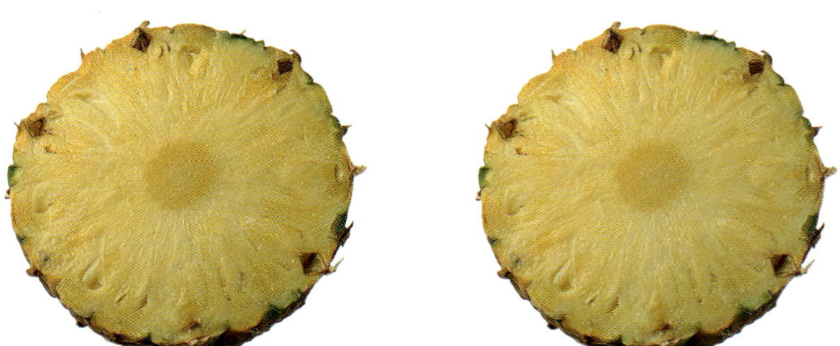

A FIBRA, A ÁGUA E O COLESTEROL TAMBÉM SÃO NUTRIENTES?

Falamos de cinco grandes grupos de nutrientes, segundo a classificação tradicional. Mas é provável que você tenha dado pela falta de substâncias tão importantes e tão conhecidas, como a fibra, a água e o colesterol. Por que não estavam aí? O certo é que delas se pode tratar à parte, o que não significa que sejam menos importantes. Não nos esquecemos deles, e isso você terá oportunidade de comprovar adiante.

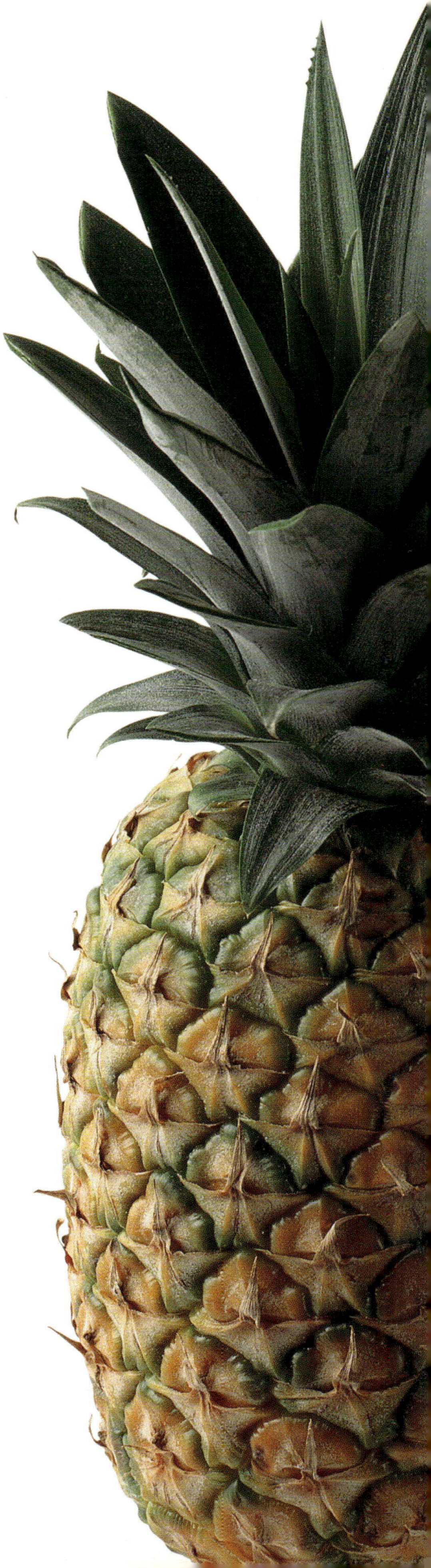

Os ácidos graxos essenciais
Os ácidos graxos são os componentes mais importantes das gorduras. O organismo pode sintetizar a maioria deles a partir, por exemplo, da glicose.
Mas há duas notáveis exceções: o **ácido linoléico** e o **ácido linolênico**. Teremos oportunidade de explicá-los em detalhes nas páginas a seguir.

As vitaminas
Um dos critérios básicos que fazem parte da definição do conceito de vitamina é que seus componentes têm que ser **essenciais**. Ou seja, para que uma substância possa ser considerada uma vitamina, deve ser essencial. Na prática isto nem sempre ocorre, uma vez que para algumas das chamadas vitaminas não está tão claro se o organismo pode ou não sintetizá-las nas quantidades de que necessita, pelo menos em determinadas circunstâncias. Um exemplo disso é a vitamina D, que é sintetizada pela pele graças à ação dos raios solares.

Os minerais
Neste grupo não há distinções: todos os seus componentes são essenciais.

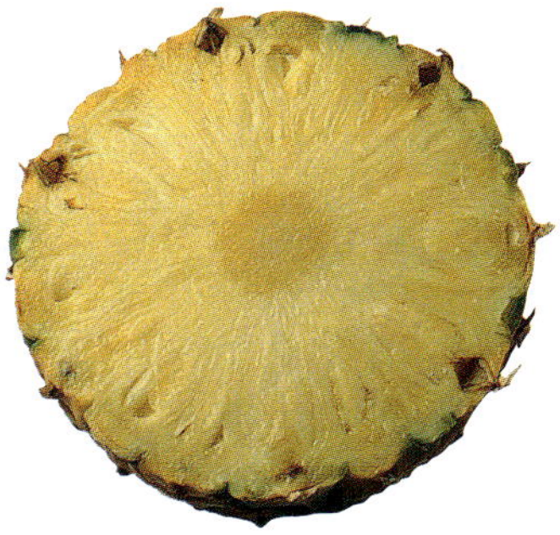

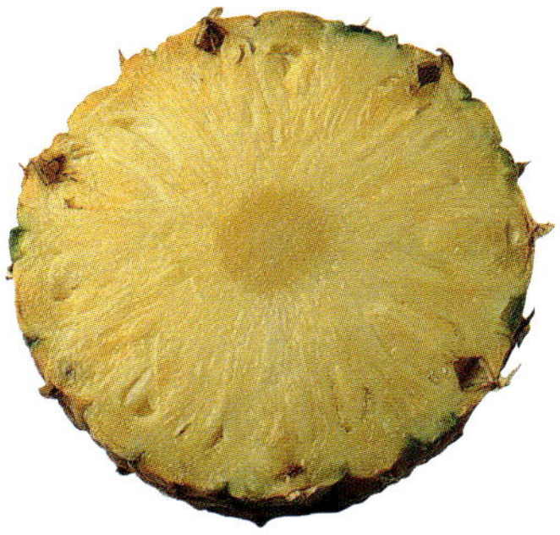

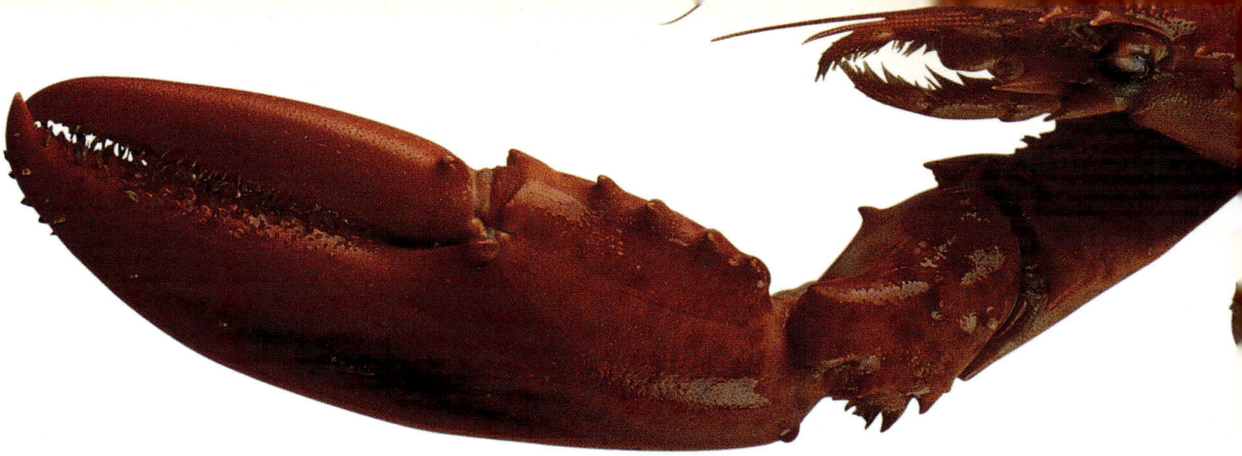

PARA CONHECER MELHOR OS NUTRIENTES

De que nos serve ter muita informação se ela está desordenada e não podemos ter acesso a ela? Conscientes dessa realidade, queremos facilitar sua gradual aproximação com os nutrientes através de um esquema que é aplicável a todos. Trata-se de sete subdivisões que, em seu conjunto, abordam os aspectos mais importantes que nos interessa conhecer.

Teremos a oportunidade de nos aprofundarmos sobre tais aspectos nos próximos capítulos.

1 As generalidades

Nos serve um pouco como uma caixa para colocarmos a história, as curiosidades, os personagens mais importantes relacionados a eles e qualquer outra característica que nos interesse e não tenha sido enquadrada nos demais itens.

2 A digestão e a absorção

Veremos como os nutrientes dos alimentos devem passar por múltiplas aventuras antes de chegar a seu destino final, as células de nosso organismo. Boa parte destas peripécias corresponde ao processo de digestão e absorção. Por isso, um aspecto essencial.

3 Metabolismo e função

O que fazem os nutrientes em nosso organismo? Como são transportados de um lugar para outro? Como entram e saem das células? Como são utilizados? Onde e em que quantidades são armazenados? Com quem competem e com quem se associam? Como se degradam? Como são eliminados? Todos estes e vários outros aspectos estão abordados nesse item; não lhe parece apaixonante?

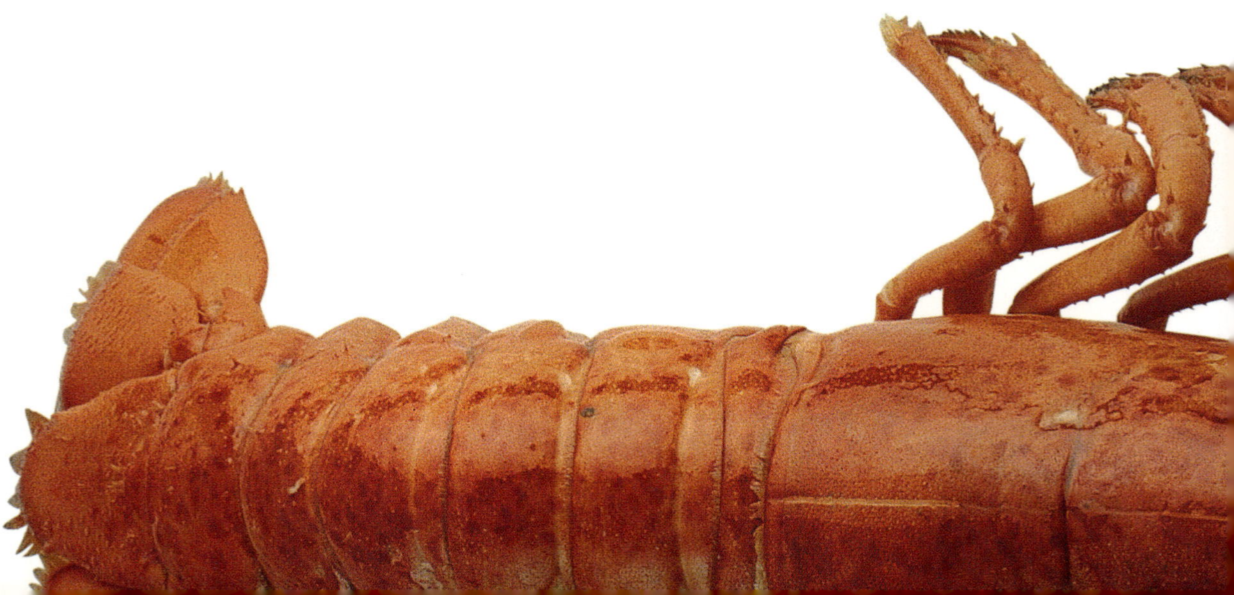

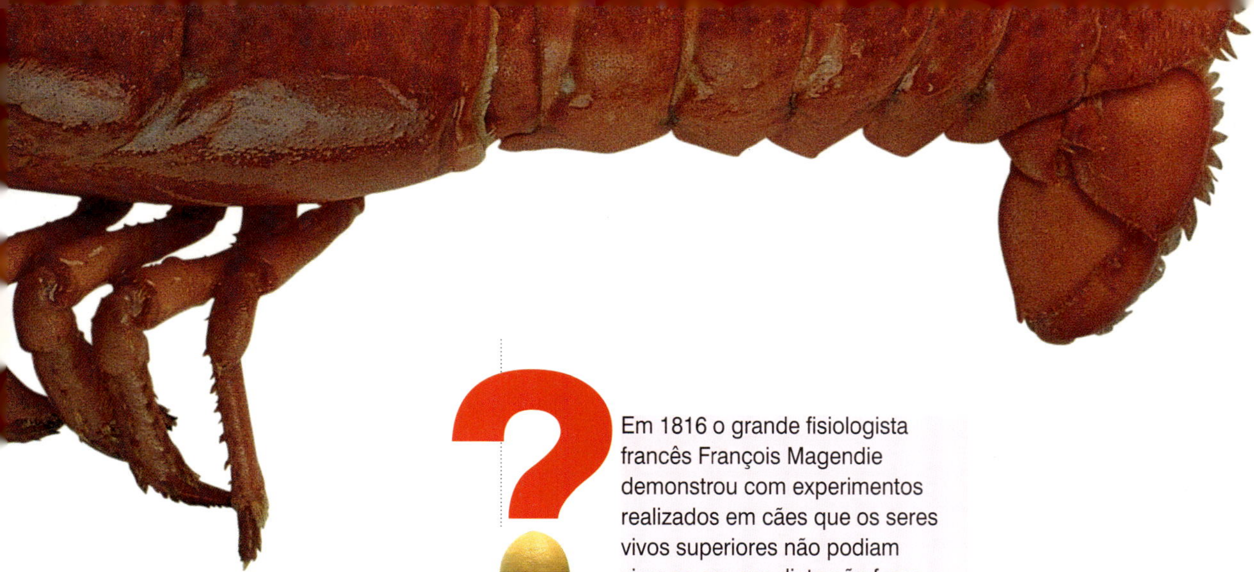

Em 1816 o grande fisiologista francês François Magendie demonstrou com experimentos realizados em cães que os seres vivos superiores não podiam viver se em sua dieta não fosse encontrada certa quantidade de proteínas.

4 Necessidades e recomendações

De quais quantidades de nutrientes necessito? Quando se trata de nutrição, essa é a pergunta de milhões de pessoas. Sem dúvida, saber com absoluta precisão quais são nossas necessidades diárias é impossível; contudo, podemos nos aproximar delas de forma razoável. As recomendações são quantidades que diversos comitês de especialistas propõem à população com a intenção de que satisfaçam as necessidades da maioria das pessoas.

5 Fontes alimentares

Os nutrientes de que necessitamos encontram-se de forma natural nos alimentos. Como estão distribuídos? Quais são as melhores fontes de cada um deles? Que alimentos têm pouco ou nenhum valor nutricional? Dos conhecimentos que tivermos sobre essas questões dependerá, em grande parte, nosso equilíbrio nutricional.

6 As deficiências

São um dos possíveis resultados do desequilíbrio. Para nós pode ser muito útil conhecer suas causas, de modo a modificar as condições que não são favoráveis. Também nos interessam as conseqüências e a avaliação do estado nutricional, ou seja, em que situação se encontra o organismo em relação a um ou a mais nutrientes especificamente.

7 Os excessos

Se as deficiências nutricionais constituem um problema para o organismo, os excessos também são. Mais uma vez, conhecer as causas é de fundamental importância. Por isso, recomenda-se conhecer o assunto consultando uma obra ou um especialista, em vez de experimentar as consequências em nossa própria pele; ou seja, mais vale a pena prevenir do que remediar. Este é um dos objetivos deste livro.

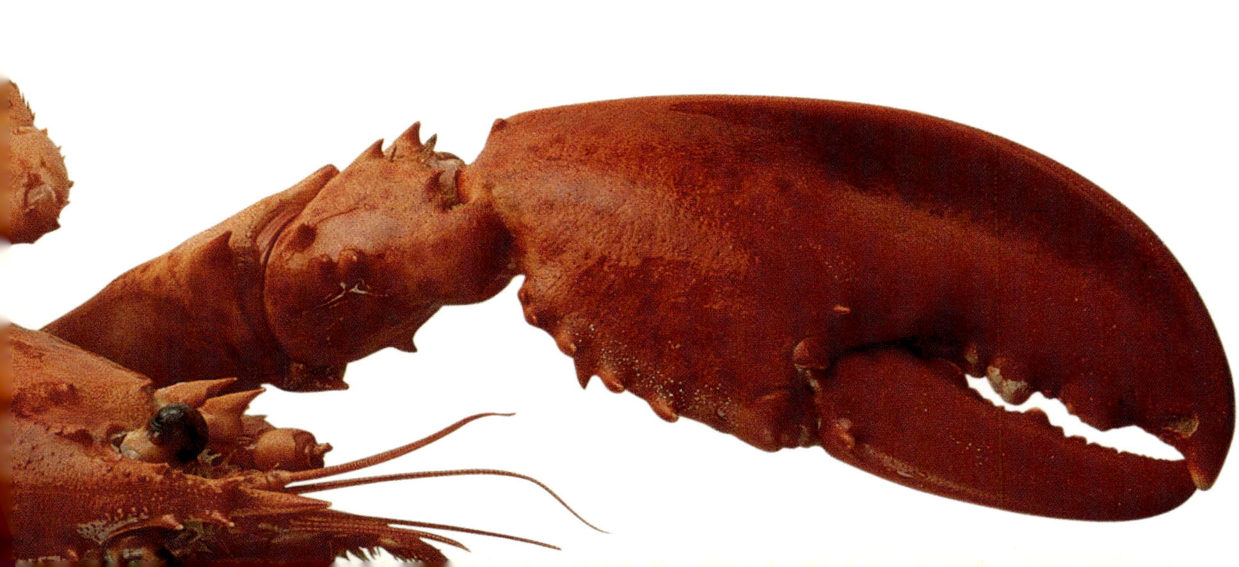

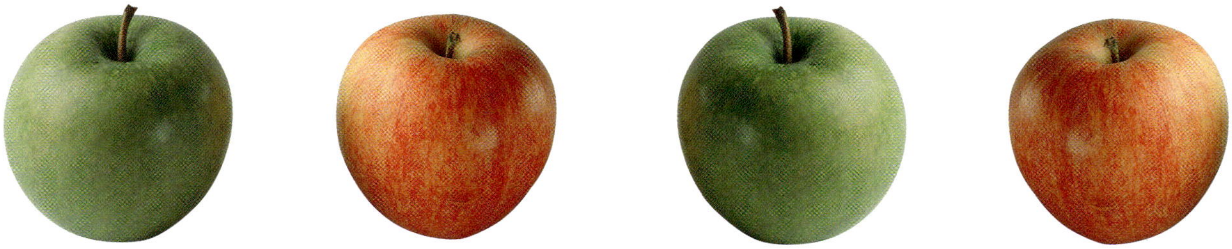

A AVENTURA DOS ALIMENTOS

Agora você já sabe quais são os diferentes grupos de nutrientes e suas funções principais. Portanto, este é um bom momento para abordar uma questão fundamental: os nutrientes estão no exterior, nos alimentos, mas suas funções são realizadas no interior de nossas células, que, como sabemos, são seu destino final. Como eles realizam esse impressionante trajeto? Como você verá em seguida, muitas aventuras os esperam.

UMA VIAGEM PELO TUBO DIGESTIVO

Antes de concentrar nossa atenção em aspectos específicos da digestão, acreditamos que vale a pena apresentar uma visão de conjunto tanto desse processo quanto do lugar em que ele ocorre.

A digestão, um panorama geral

O tubo digestivo. Você sabia que no interior do seu organismo há um tubo de aproximadamente 9 metros de comprimento e diâmetro variável, responsável por sua digestão? Da boca, sua porção inicial, ao reto, sua porção final, encontramos diferentes áreas especializadas; em seguida, veremos algumas de suas funções mais importantes.

A digestão. Já se sabe qual é o papel estratégico da digestão em nossa nutrição. Na realidade, considerando os diferentes processos que acontecem nela, e de forma didática, podemos falar na existência de dois grandes tipos de digestão.
Por um lado, a chamada **digestão mecânica**, que inclui não só a fragmentação dos alimentos, mas também as contrações musculares das paredes do tubo digestivo, que permitem tanto a progressão no sentido descendente do bolo alimentar quanto a mistura progressiva deste com as diferentes secreções digestivas.
Por outro lado, a chamada **digestão química**, que permite a fragmentação dos nutrientes maiores, como o amido ou as proteínas, em unidades menores, para que possam finalmente ser absorvidas pelo intestino. Este processo requer a ação de diferentes secreções produzidas por células e glândulas especializadas, localizadas em diferentes partes do tubo digestivo, e também por outros órgãos que se comunicam com ele, como o fígado e o pâncreas.

Da boca em diante

A primeira porção do tubo digestivo é a boca, cavidade que se estende dos lábios até a faringe e desempenha papéis decisivos em nossa alimentação e nutrição. Nela, por exemplo, estão situados os 32 **dentes** que têm por função cortar, rasgar e moer os alimentos para reduzi-los a um tamanho e a uma textura que tornem possível sua passagem até o esôfago.
Mas, além dessa fragmentação mecânica fundamental, a boca realiza outras funções: permite a adequação térmica dos alimentos, esfriando-os se estiverem

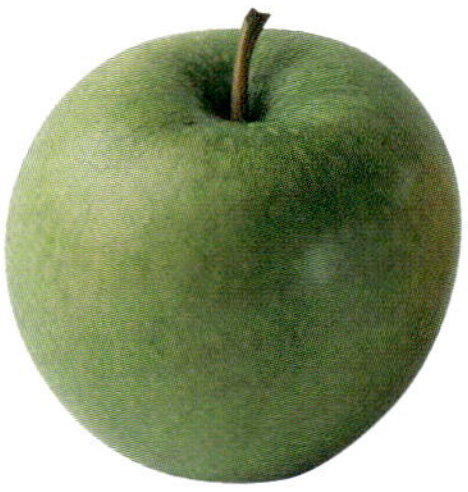
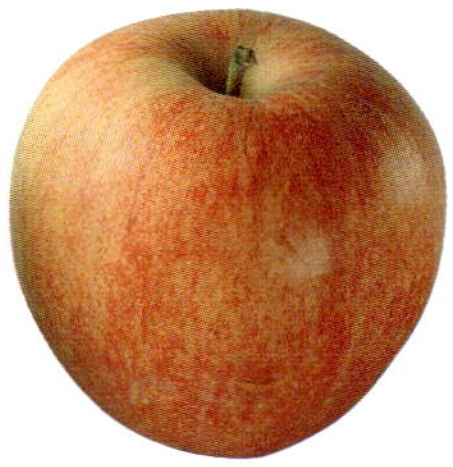
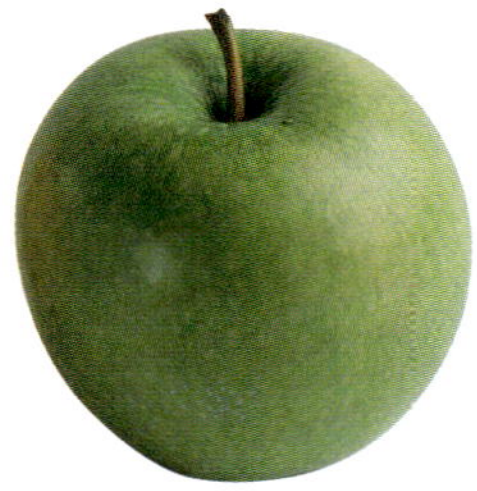
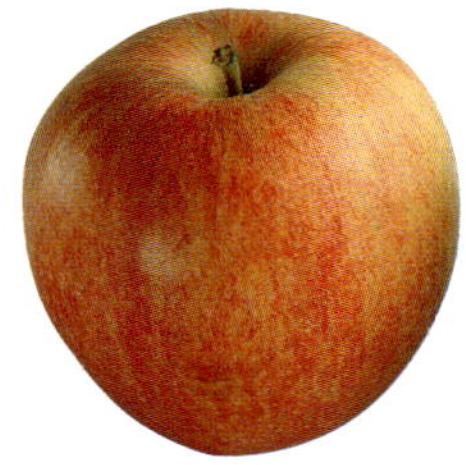

muito quentes ou aquecendo-os se estiverem muito frios; a fluidificação dos alimentos pela ação da saliva, a primeira das secreções digestivas; e o reconhecimento, graças à presença das **papilas gustativas** situadas na língua, do paladar, um dos cinco sentidos que nos mantêm em permanente contato com o exterior. Ele não só é responsável por boa parte do prazer que obtemos comendo, mas serve como verdadeiro filtro, pois permite identificar quais alimentos estão ou não aptos para o organismo.

Sem dúvida, uma boa digestão começa na boca, daí a importância de mastigar e umedecer bem os alimentos com a saliva.

O papel do estômago

Após sua passagem pelo esôfago, uma estrutura tubular que tem cerca de 25 cm de comprimento, os alimentos chegam ao estômago.

O estômago é uma bolsa muscular em forma de gaita que tem também 25 cm de comprimento e capacidade aproximada de um litro. É o local de destino dos alimentos depois de serem deglutidos e sua principal função é servir de **armazém temporário** destes, pois sua saída até o intestino delgado é muito mais lenta e progressiva que sua entrada.

Os movimentos do estômago permitem que os alimentos se misturem com as secreções que ele mesmo produz. Mas, além dessa atividade mecânica, no estômago também ocorrem trocas químicas importantes, em particular sobre as proteínas, que começam a se fragmentar em estruturas menores.

> A passagem dos alimentos pela boca constitui o final do processo alimentar e o início do processo nutricional.

Uma das substâncias secretadas pelo estômago, o chamado fator intrínseco, tem uma importância decisiva para a posterior absorção intestinal da cobalamina ou vitamina B12.

Além disso, o estômago exerce influência significativa na regulação do volume dos alimentos que ingerimos, pois a distensão de suas paredes, à medida que vai se "enchendo", envia mensagens ao cérebro que indicam que está na hora de parar de comer.

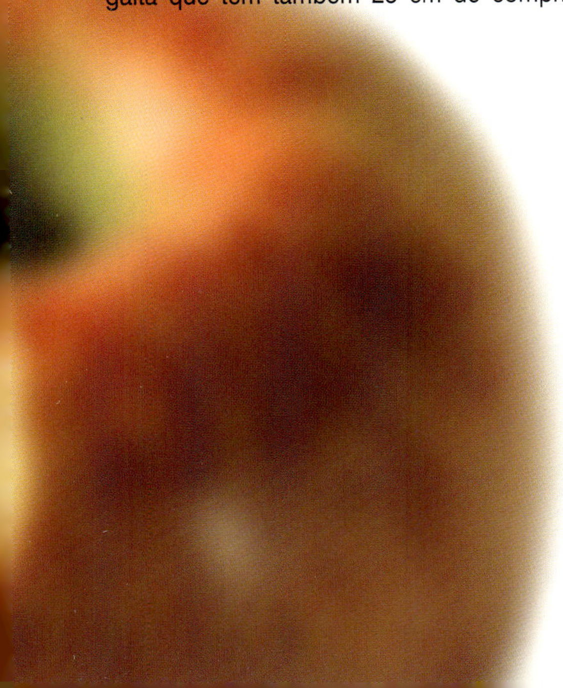

?

Você sabia que as glândulas salivares secretam em torno de 1 litro de saliva por dia?

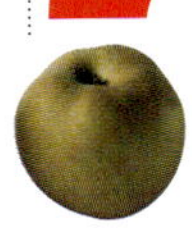

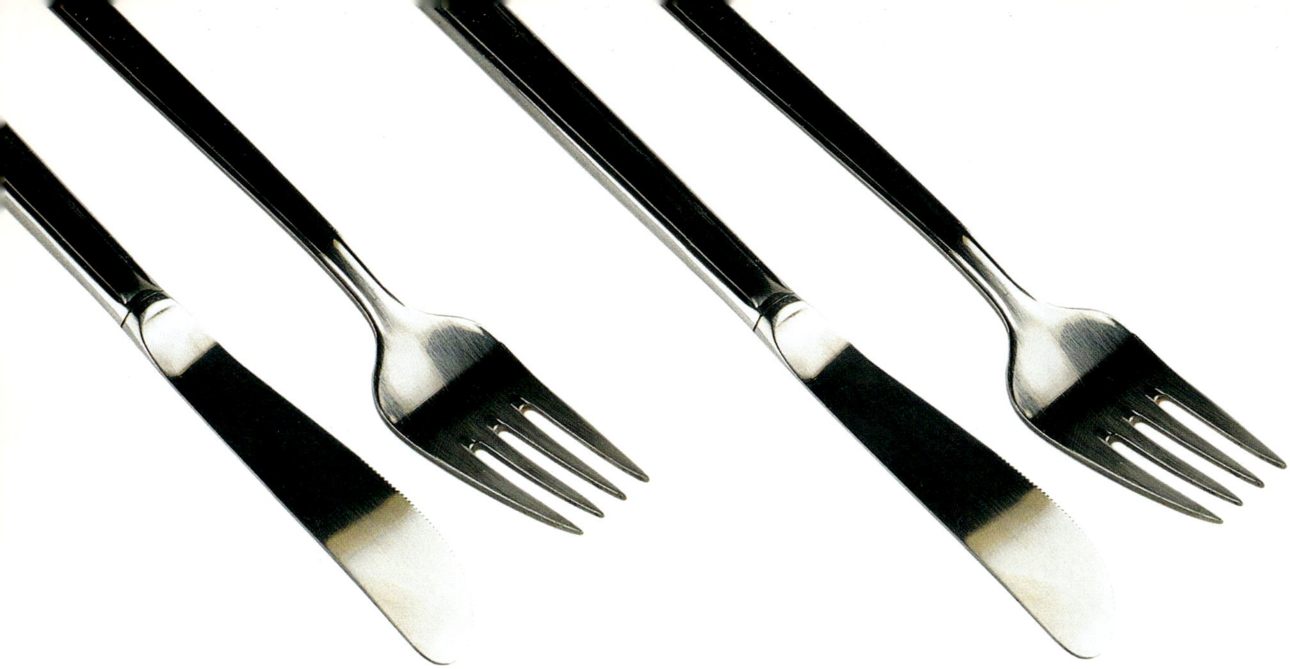

O intestino delgado, questão de absorção

Após o estômago encontra-se o intestino delgado, um tubo de 2 a 4 cm de diâmetro e 6 a 7 metros de comprimento. Por suas características funcionais, o intestino delgado é dividido em três segmentos: o **duodeno**, o **jejuno** e o **íleo**.

Como é possível que uma estrutura tão extensa caiba nas limitadas dimensões da cavidade abdominal? A solução que o intestino adota é dobrar-se sobre si mesmo, como você já deve ter visto muitas vezes em alguma ilustração ou desenho do corpo humano.

Mas estas dobras não são as únicas do intestino delgado. Em seu interior, na mucosa, aparecem outras **dobras circulares** e depois delas encontramos a presença de **vilosidades** e **microvilosidades**.

O que se pretende com tudo isso? O objetivo é muito claro: aumentar o máximo possível a superfície de absorção, considerando que esta é a porção mais importante para a passagem dos nutrientes do tubo digestivo ao sangue. Obviamente, ele consegue fazer isso, pois calcula-se que a superfície total de absorção do intestino delgado é de cerca de 300 m^2. Não sabemos qual é a metragem de sua residência, mas atualmente um apartamento de 100 m^2 é considerado grande; então, multiplique-o por 3.

O intestino delgado é o local onde desembocam as secreções digestivas do fígado e do pâncreas que, como veremos adiante, têm importância fundamental para a digestão dos carboidratos, das gorduras e das proteínas.

O QUE FAZEM 100 BILHÕES DE BACTÉRIAS EM NOSSO INTESTINO?

Trata-se de um conjunto de bactérias constituído por mais de 400 espécies diferentes, cujo habitat natural é o intestino grosso. Seu equilíbrio depende de muitos fatores, entre eles o tipo de alimentação. Desempenham importantes funções, como constituir uma barreira protetora contra os agentes intestinais patógenos e as infecções, regular o trânsito intestinal, fermentar os carboidratos não absorvidos e participar no desenvolvimento do sistema imunológico intestinal.

O intestino grosso: o fim do processo

Uma válvula, chamada válvula ileocecal, separa o intestino delgado do grosso.

Nesta porção final o diâmetro aumenta, chegando a ter entre 5 e 9 cm, mas, ao contrário, seu comprimento é muito inferior ao do intestino delgado – aproximadamente 1,7 m. O intestino grosso faz apenas a digestão química, mas também exerce funções decisivas na parte mecânica da digestão. Uma delas é o armazenamento temporário e a posterior evacuação das substâncias que não são aproveitadas. Nessa área, as substâncias absorvidas são principalmente água e determinados minerais, como o sódio e o potássio.

O intestino grosso está repleto de uma quantidade extraordinária de microrganismos, que em seu conjunto recebem o nome de **flora intestinal**. Em condições normais, essa flora exerce múltiplas e importantes funções benéficas – por exemplo, atuar como barreira protetora contra microrganismos patógenos e regular o trânsito intestinal.

QUAL A CONTRIBUIÇÃO DO FÍGADO E DO PÂNCREAS?

Em estreita colaboração com as funções digestivas encontramos estas duas glândulas, que depositam algumas de suas secreções no tubo digestivo.

O pâncreas. Trata-se de um órgão de cerca de 15 cm de comprimento localizado na parte superior da cavidade abdominal.

O que o torna conhecido é ser a glândula que secreta a **insulina**, um dos mais importantes hormônios de nosso metabolismo. Embora fique relegado a segundo plano, o pâncreas também desempenha um papel decisivo no processo de digestão.

O chamado suco pancreático, secretado no intestino delgado na altura do duodeno, contém algumas enzimas que, como tesouras, são capazes de "cortar" os carboidratos, as gorduras e as proteínas em unidades menores. Além disso, contém bicarbonato, que ajuda a reduzir a acidez do bolo alimentar proveniente do estômago. Sem dúvida, trata-se de uma colaboração fundamental para que a digestão se desenvolva normalmente.

O fígado. Estamos convencidos de que não dizemos nada de novo quando afirmamos que o fígado é um dos órgãos vitais de nosso organismo. Ele desempenha um papel crucial em nosso metabolismo, mas isso não o impede de participar também no processo de digestão. Ele é o encarregado de produzir a **bílis**, que se deposita em uma primeira instância na vesícula biliar, a qual, posteriormente, esvazia seu conteúdo no intestino delgado, também na altura do duodeno. A bílis é importantíssima para a digestão de gorduras.

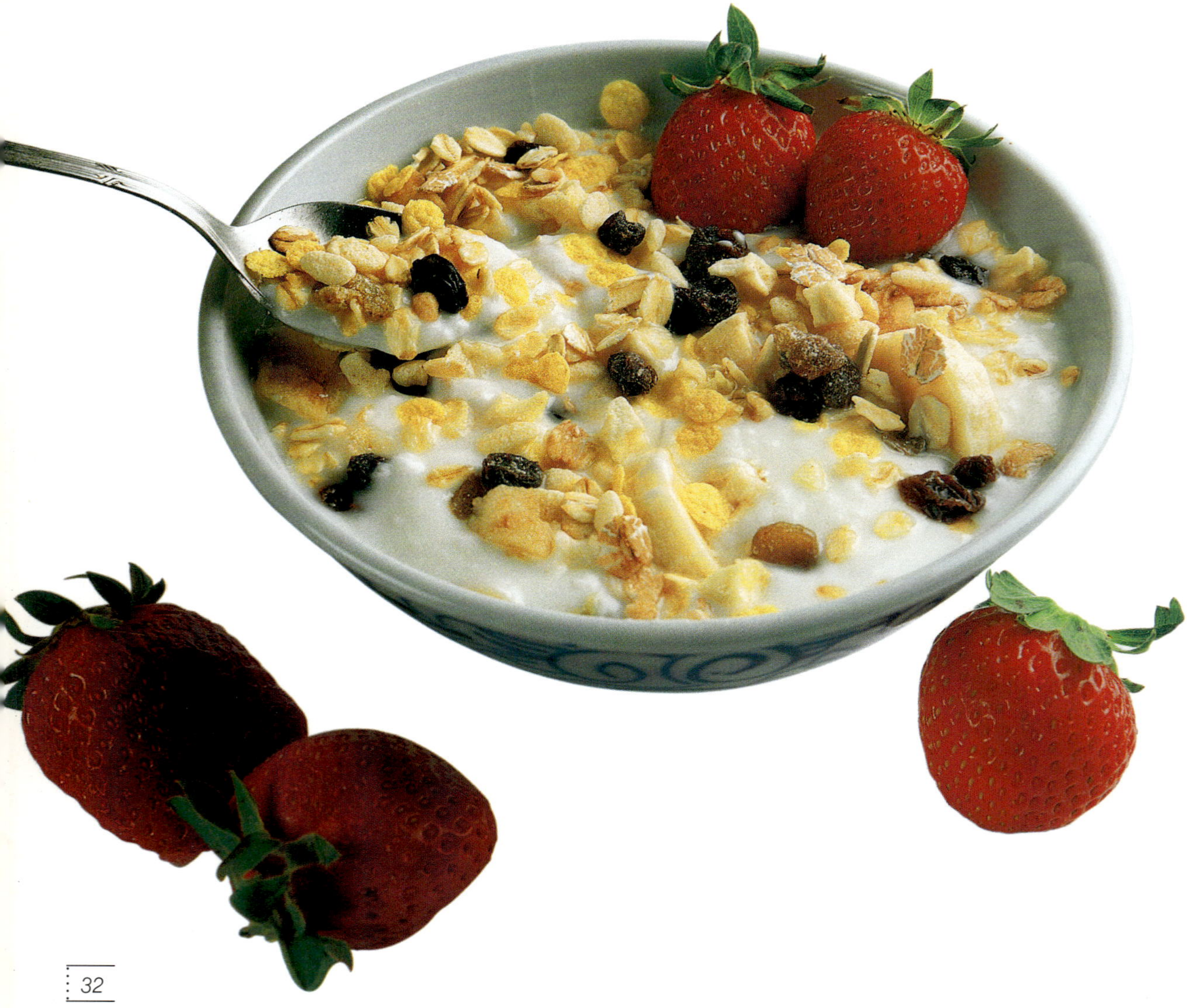

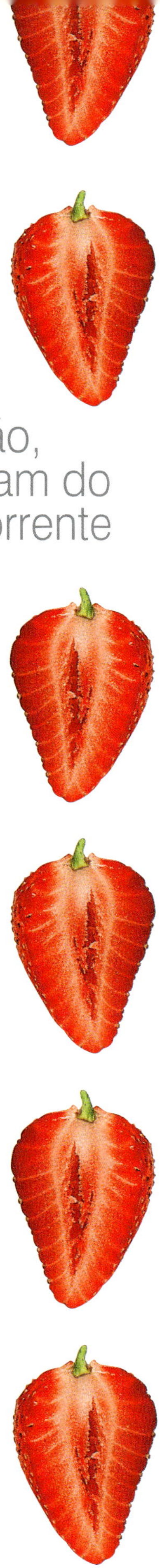

Com a absorção, os nutrientes passam do tubo digestivo à corrente sangüínea.

A ABSORÇÃO

O essencial em nossa alimentação não é o que comemos, mas o que nosso organismo absorve. E, na prática, de que nos serviria um nutriente que passasse direto pelo tubo digestivo?

Um passo essencial

A digestão fragmentou os grandes nutrientes em unidades básicas, que agora estão preparadas para chegar ao sangue. O passo essencial é atravessar a parede intestinal, para o qual eles utilizam diferentes estratégias, segundo sua natureza. A absorção mais conhecida é a dos carboidratos, das gorduras e das proteínas e sabe-se que, em condições normais, o processo é altamente eficaz, pois se absorve a grande maioria do que é ingerido.

Muitas dúvidas ainda permanecem com relação à absorção de vitaminas e minerais. Dois aspectos estão claros: as grandes diferenças existentes entre as porcentagens de absorção destes e a grande quantidade de fatores que intervêm nesse processo, algumas vezes favorecendo a absorção e em outras reduzindo sua eficácia.

E, é claro, não podemos nos esquecer da extraordinária quantidade de água que o intestino delgado e o intestino grosso absorvem diariamente.

OS NUTRIENTES NO MEIO INTERNO

Uma vez absorvidos, os nutrientes têm destinos diferentes, de acordo com sua natureza e com as necessidades do organismo.

Por exemplo, a glicose, o principal carboidrato, dirige-se principalmente ao fígado, onde pode ser armazenada provisoriamente – já que, após a absorção, os aportes superam as necessidades.

As gorduras, antes de entrarem no sangue, passam primeiro pela linfa e incorporam-se, finalmente, à circulação geral, de onde se distribuem para as distintas células que dela necessitam, sendo o excedente armazenado no tecido adiposo, especializado em sua reserva.

Os aminoácidos, provenientes das proteínas alimentares, têm como último destino as células, onde são utilizados para repor as proteínas do organismo que se degradam diariamente.

Já as vitaminas e os minerais destinam-se àquelas células que mais necessitam deles; alguns podem armazenar-se em quantidades significativas em determinados tecidos ou órgãos, como ocorre com a vitamina A no fígado.

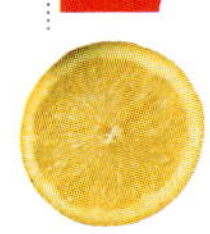

Você sabia que diariamente o intestino absorve entre 6,5 e 9 litros de água provenientes da água ingerida e dos diferentes sucos digestivos?

NECESSIDADES E RECOMENDAÇÕES

Saber quais são nossas necessidades de nutrientes é um dos aspectos-chave do equilíbrio nutricional. E assim também o consideram muitos especialistas que têm dedicado boa parte de suas vidas à obtenção de maior conhecimento sobre esse aspecto fundamental de nossa nutrição.

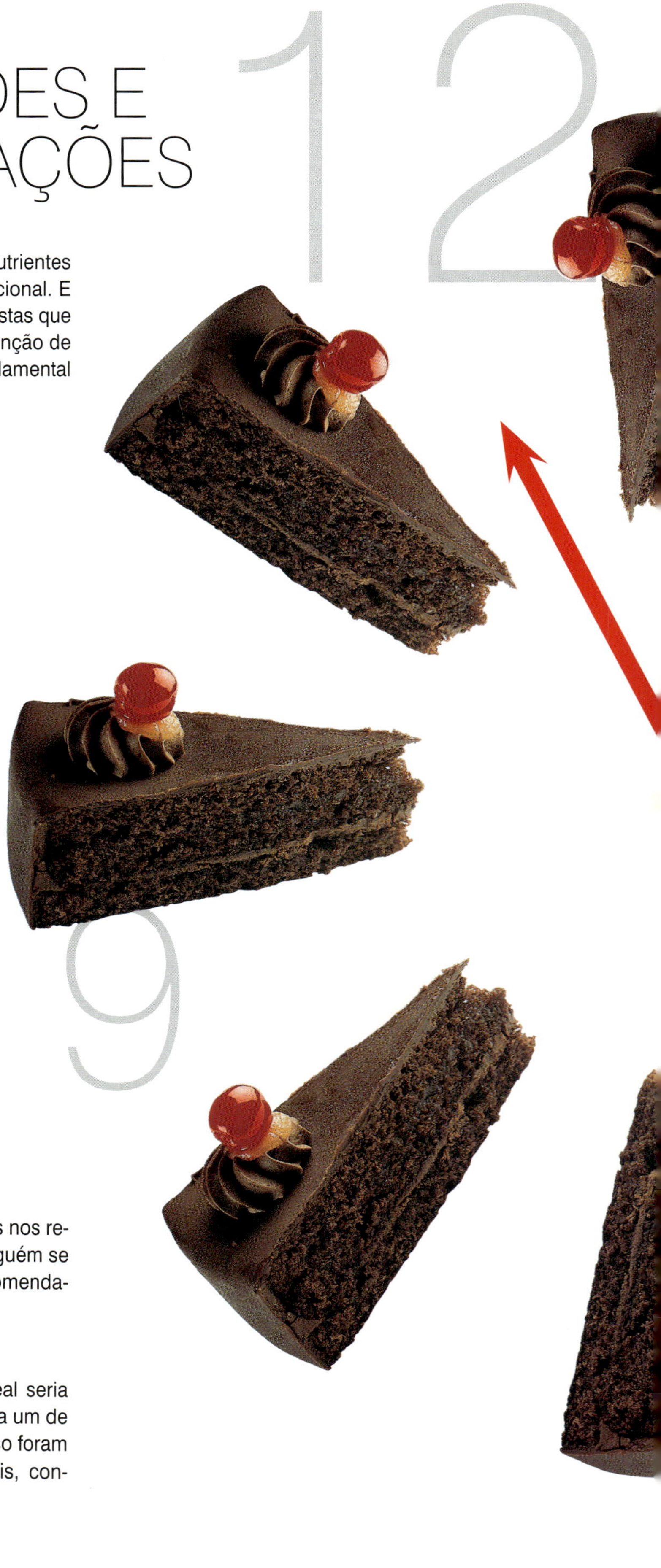

QUAIS SÃO NOSSAS NECESSIDADES?

A importância do conceito de **necessidades nutricionais** lhe garante um lugar de destaque em todos os livros que tratam dos nutrientes.
Neste livro, abordaremos esse conceito segundo o esquema que propusemos para conhecer melhor os nutrientes. Aqui, o que nos interessa é sua definição: "Entende-se por necessidades nutricionais a quantidade necessária de nutrientes que garantem o desenvolvimento do organismo, a renovação dos tecidos e a manutenção de um bom estado de saúde".
Uma vez que, como veremos adiante, as necessidades estão condicionadas por vários fatores, temos que entendê-las como valores individuais que devem ir se adaptando às diferentes situações da vida.

BOAS RECOMENDAÇÕES

Quando falamos de necessidades nutricionais nos referimos às pessoas, aos indivíduos. Talvez alguém se pergunte se são a mesma coisa que as recomendações. A resposta é não. Continue lendo...

Informação para todos
Estamos de acordo com você de que o ideal seria conhecer as necessidades individuais de cada um de nós, mas, na prática, isto é impossível. Por isso foram estabelecidas as recomendações nutricionais, con-

As recomendações nutricionais são expressas em quantidade de um nutriente por pessoa/dia. Isso não significa que seja necessário ingerir a quantidade indicada todos os dias, mas que se deve atingir a média em um determinado número de dias.

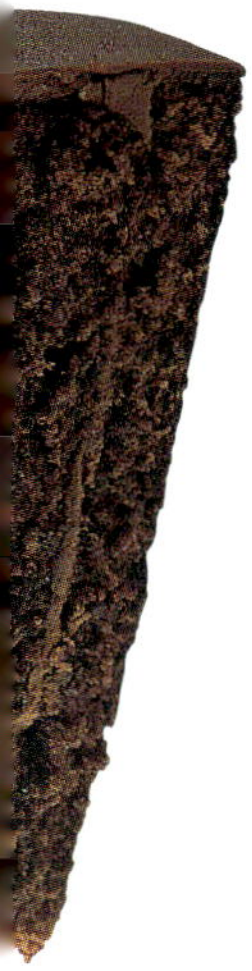

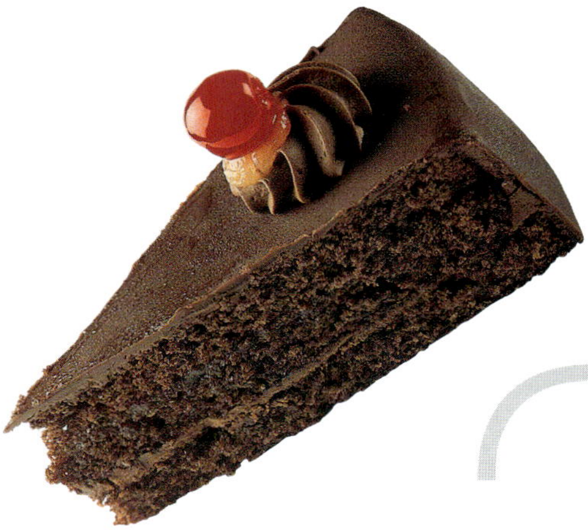

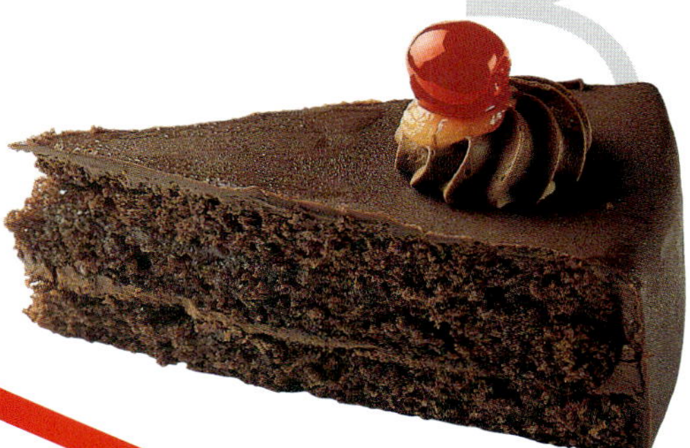

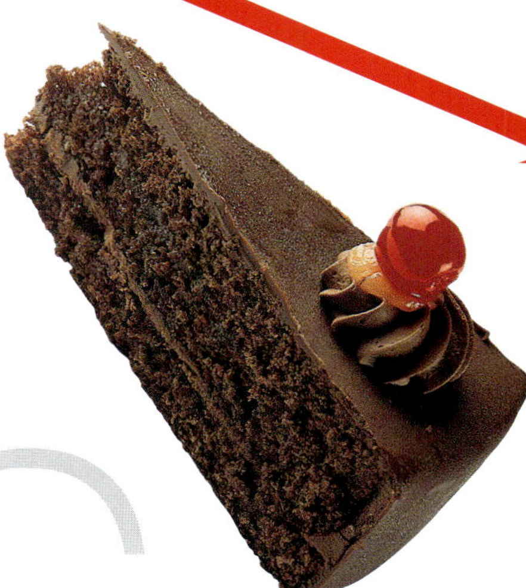

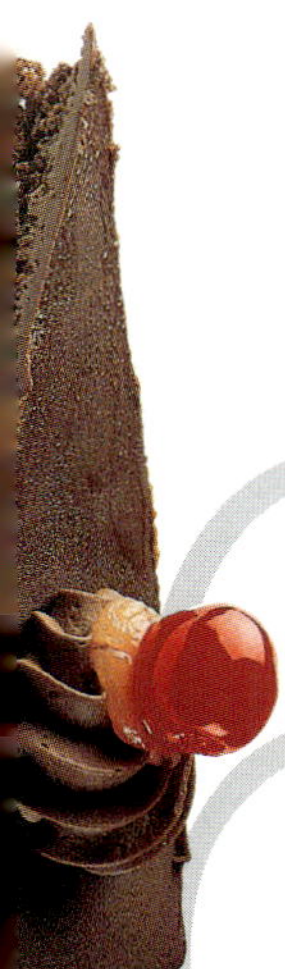

cebidas como a quantidade de nutrientes suficientes para suprir as necessidades de quase todas as pessoas saudáveis de uma parcela da população e a quantidade média de energia requerida pelos membros do grupo. Seu objetivo último é assegurar um estado nutricional adequado para toda a população, evitando os excessos ou as deficiências.

Este cálculo é feito de acordo com a necessidade média de uma parcela representativa e saudável de cada segmento da população, à qual se acrescenta uma quantidade equivalente a 20%.

Devemos entender as recomendações como valores de referência em torno dos quais se situam as necessidades individuais. Não são as quantidades exatas de que você necessita, mas quanto mais você se distanciar delas, maior será o risco de deficiência ou de excesso.

Propostas diferentes

Apesar de suas diversas limitações, as ingestas recomendadas de nutrientes são um dos pilares básicos de referência de qualquer atuação nutricional e alimentar.

Nos países ricos, diferentes comitês de especialistas estabelecem as recomendações correspondentes para a população que representam.

Entretanto, não há dúvida de que as informações mais conhecidas e utilizadas são as chamadas RDA (*Recommended Dietary Allowances*), estabelecidas pelo *Food and Nutrition Board*, ligado ao *National Research Council*, nos Estados Unidos, cuja 1ª edição ocorreu em 1941; desde então, já foram realizadas dez edições posteriores, com as respectivas revisões, sendo a última de 1989.

Quase todos os países da União Européia criaram suas próprias recomendações. Em 1993, após longo período de estudo e debate, o Comitê Científico de Alimentação Humana da Comunidade Européia possibilitou a criação das recomendações européias, chamadas de *Reference Nutrient Instakes for the European Community*.

Após as duas últimas publicações, pelos Estados Unidos e pelo Canadá, os cientistas destes países revisaram as recomendações existentes, finalizando esta tarefa com o estabelecimento das DRIs, as quais possuem maior abrangência que as RDAs.* No Brasil, vem sendo utilizadas as DRIs ou as recomendações estabelecidas para a comunidade européia.

* COZZOLINO, Silvia M. F. *Biodisponibilidade de nutrientes*. São Paulo: Manole, 2005.

OS ALIMENTOS: FONTE DE NUTRIENTES

O interesse, pelo menos do ponto de vista nutricional, em consumir pão, leite, carne ou frutas ocorre porque neles se encontram os nutrientes de que nosso organismo necessita.

COMO CLASSIFICAMOS OS ALIMENTOS

Os alimentos apresentam duas características muito importantes em relação a seu teor nutricional. Em primeiro lugar, cada um deles possui sua própria composição, ou seja, não há dois alimentos iguais. Em segundo, não existe nenhum alimento que sozinho contenha todos os nutrientes de que necessitamos, isto é, nenhum, por si só, é suficiente para suprir nossas necessidades nutricionais.
Apesar de suas diferenças, alguns alimentos apresentam características em comum, o que permite classificá-los em diferentes grupos.

Em busca das origens

Nossa natureza onívora permite nos alimentarmos de várias e diversas maneiras. Por isso, não é de se estranhar que nessa grande diversidade haja alimentos tanto do reino vegetal quanto do animal, indistintamente.
Esperamos que você compreenda – e com razão – porque esta classificação pode ser de interesse em um livro de nutrição como este. Saiba que existem diversas e importantes razões nutricionais para tê-la sempre presente. Quer alguns exemplos? Aqui estão: os alimentos de origem animal são os únicos que contêm colesterol; suas proteínas podem ser mais completas que as oferecidas pelos alimentos de origem vegetal e suas gorduras são, em geral, mais saturadas; salvo alguma exceção, são pobres em carboidrato e só eles podem nos proporcionar a vitamina B12. Em contrapartida, os alimentos de origem vegetal são os únicos que contêm amido; suas gorduras são, em geral, mais insaturadas e apenas eles nos proporcionam a tão necessária fibra alimentar.

Além disso, por outros aspectos que vão além do nutricional, esta classificação é, freqüentemente, o ponto de partida utilizado por muitas pessoas para selecionar os alimentos que consomem no dia-a-dia. Basta lembrar, por exemplo, que há milhares de indivíduos adeptos da dieta vegetariana.

O que é macronutriente dominante?

Nas páginas anteriores, quando classificamos os nutrientes, apresentamos cinco grandes grupos, os quais incluem dois subgrupos em função das quantidades requeridas destes nutrientes: os macronutrientes (carboidratos, gorduras e proteínas) e os micronutrientes (vitaminas e minerais).
Entretanto, outra forma de classificar os alimentos é de acordo com seu macronutriente predominante. Desse modo, falamos em **alimentos ricos em carboidratos**, como o pão, os legumes e as batatas, que contêm quantidades elevadas de carboidratos; de **alimentos gordurosos** quando, a exemplo dos óleos vegetais, as gorduras são as grandes protagonistas; e de **alimentos protéicos**, se as proteínas são o componente mais importante, como ocorre nos alimentos à base de carne, peixe e ovos.

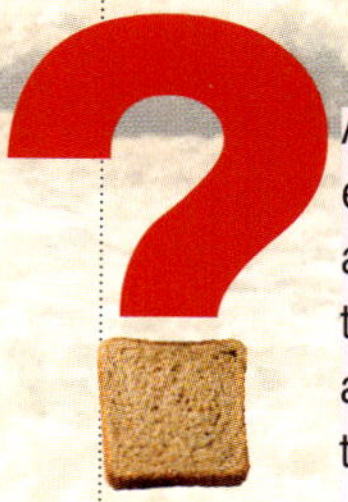

A alimentação ovolactovegetariana exclui carnes, aves e peixes, mas admite leite e seus derivados e também ovos. Ao contrário, a alimentação vegan proíbe qualquer tipo de alimento de origem animal.

O importante é a função

Retomando um assunto do qual já tratamos, lembre-se de que cada nutriente desempenha funções específicas.
Tendo essa informação como referência, podemos fazer uma nova classificação dos alimentos. Nesse sentido, podemos chamar de **alimentos energéticos** aqueles que, por seu elevado teor de carboidratos ou gorduras, nos fornece grande quantidade de energia, como os cereais, os legumes, os óleos vegetais e as frutas secas e desidratadas.

De acordo com esse ponto de vista, chamaremos de **alimentos plásticos** aqueles que, por seu alto teor de proteínas e minerais com função estrutural, participam da construção e da manutenção das estruturas de nosso organismo; por exemplo, o leite e seus derivados, a carne, o peixe, os ovos e os legumes que, como podemos ver, fazem parte dos dois grandes grupos que citamos até agora.
Por fim, um terceiro grupo é formado pelos **alimentos reguladores**, cujos nutrientes dominantes são as vitaminas e os minerais, como as hortaliças e as frutas.

BÁSICOS OU COMPLEMENTARES?

Acabamos de ver que não há uma única forma de classificar os alimentos. E ainda queremos lhe apresentar outra, que é uma das mais utilizadas para implantar as recomendações nutricionais. Neste caso, são estabelecidos **seis grupos básicos** e **outros grupos complementares**.

Os grupos de alimentos básicos

O que se pretende com esta denominação é expressar a idéia de que consumi-los diariamente é fundamental se o que desejamos é ter todas as garantias para alcançar um adequado equilíbrio nutricional.
O próximo passo, portanto, é conhecer quais são os alimentos que compõem cada um dos seis grupos básicos e suas principais características nutricionais.

<ins>**Grupo I:**</ins> O leite, os leites fermentados e os queijos compõem este grupo.
Estes se caracterizam pela riqueza em cálcio e em proteínas de ótima qualidade.

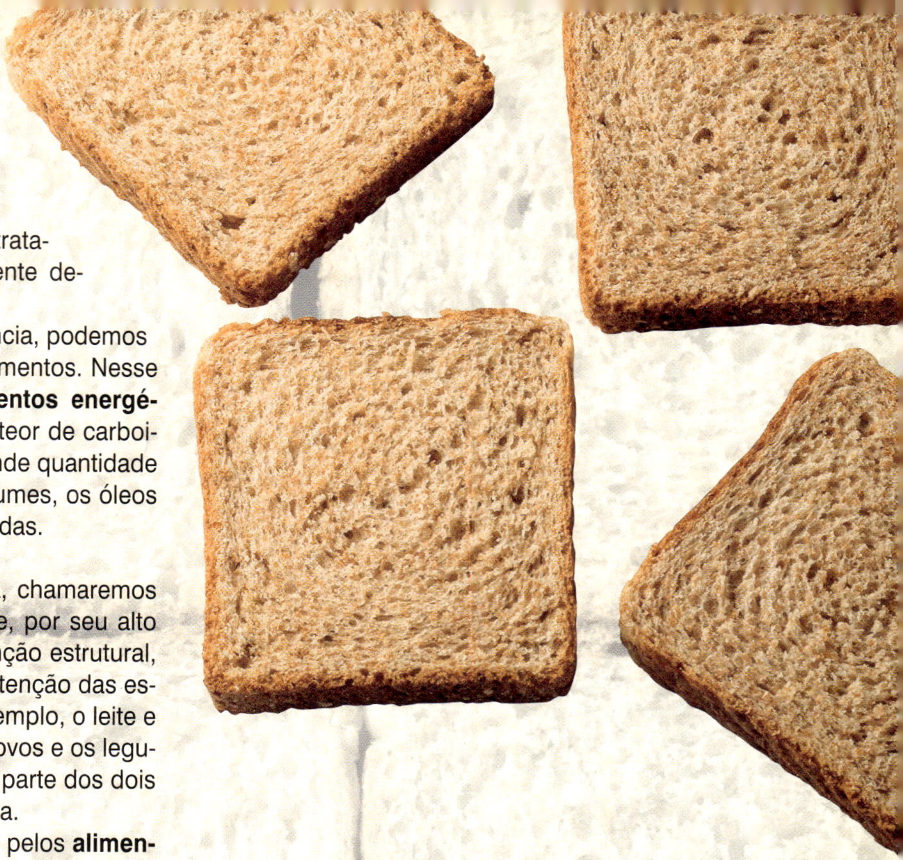

<ins>**Grupo II:**</ins> Aqui os protagonistas são as carnes, as aves, os peixes e os ovos.
Este grupo se distingue por seu conteúdo em proteínas de excelente qualidade e ferro.

<ins>**Grupo III:**</ins> Trata-se dos óleos vegetais.
Estes contêm quantidades significativas de ácidos graxos essenciais e de vitamina E.

<ins>**Grupo IV:**</ins> Formado pelos cereais e alguns produtos derivados deles, como pão e massas alimentícias, e também pelos legumes e batatas.
São a principal fonte de carboidratos complexos (amido) e também nos fornecem quantidades significativas de proteínas vegetais e fibras.

<ins>**Grupo V:**</ins> A este grupo pertencem as hortaliças. Delas destacam-se seu grande conteúdo de água e importantes quantidades de algumas vitaminas, em especial a vitamina C, o ácido fólico e a pró-vitamina A, assim como certos minerais, como o potássio, o magnésio, o ferro e o cálcio. Ao mesmo tempo, fornecem quantidades significativas de fibra.

<ins>**Grupo VI:**</ins> Corresponde às frutas, alimentos que têm muito em comum com as hortaliças. A característica que mais justifica sua presença em um grupo distinto é que nelas encontramos uma importante porcentagem de açúcares, como a frutose, a sacarose e a glicose.

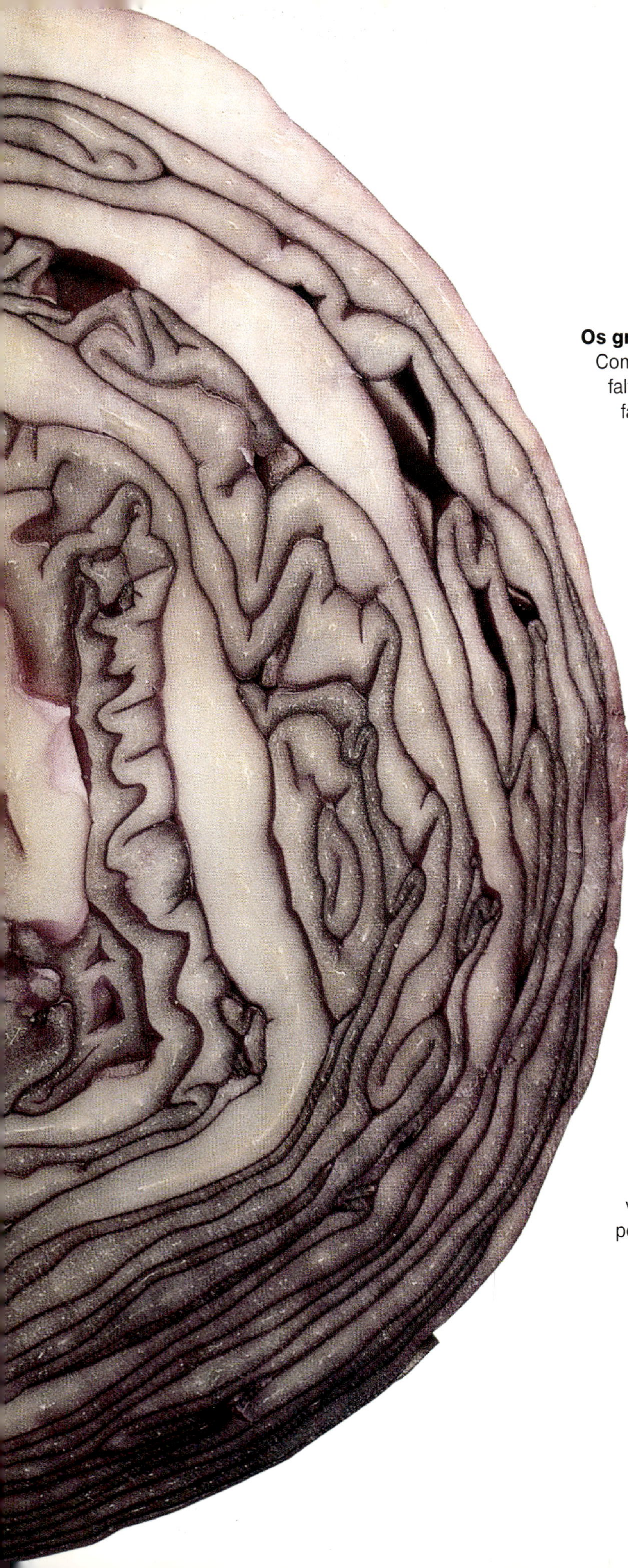

Os grupos de alimentos complementares

Com certeza, na relação anterior você deu pela falta de muitos alimentos que lhe são bastante familiares e, provavelmente, o agradam. Não nos esquecemos deles, mas, por suas características nutricionais, não podemos considerá-los como indispensáveis para a obtenção de um adequado equilíbrio nutricional. Isso não significa que não possam estar presentes em uma dieta planejada e saudável, mas que devem ser sempre os coadjuvantes, sem nunca desconsiderar o papel preponderante dos alimentos básicos.

Alimentos como bolachas, geléias, chocolate, frutas desidratadas, mel e também os sucos e refrigerantes têm uma importante característica nutricional em comum: seu rico teor em açúcares, seja do próprio do alimento, ou que tenha sido acrescentados a eles. É essa característica que nos possibilita formar um dos grupos de alimentos complementares, os **alimentos ricos em açúcares**.

Outro destes grupos é o constituído pelas chamadas **gorduras de adição de origem animal**. Nata, manteiga, banha de porco e as margarinas elaboradas com gorduras animal e/ou vegetal são seus integrantes de maior destaque.

Destes dois grupos podemos esperar elevadas quantidades de calorias, proporcionadas por açúcares e gorduras, e reduzido conteúdo de vitaminas e minerais. Como você verá, com este cartão de visita eles não podem estar entre os melhores alimentos.

RECOMENDAÇÕES NUTRICIONAIS DE ACORDO COM OS GRUPOS DE ALIMENTOS BÁSICOS

A classificação dos alimentos em diferentes grupos facilita sua recomendação na prática. Com base nisso, se estabelecem porções de cada alimento e propõe-se o número de porções de cada grupo que convém consumir diariamente. Em seguida, indicamos as porções correspondentes para adultos saudáveis de ambos os sexos.

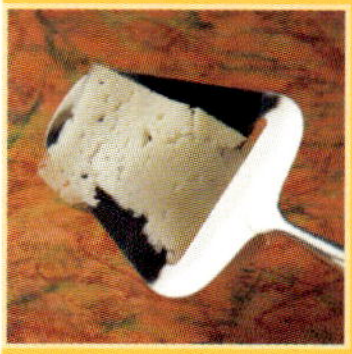

Grupo I: Uma xícara de leite (250 ml) ou duas unidades de iogurte (250 g) ou 100-125 g de queijo fresco ou 40-50 g de queijo curado. Recomendam-se duas porções ao dia (por exemplo, uma xícara de leite e duas unidades de iogurte). Considerando que os alimentos deste grupo contêm quantidades significativas de gorduras saturadas, recomenda-se optar, como regra geral, pelo tipo desnatado.

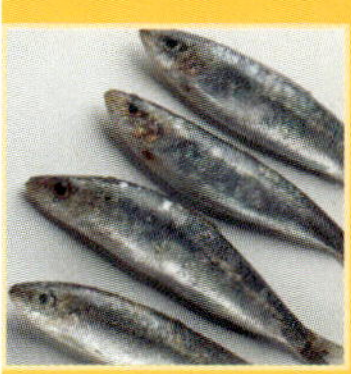

Grupo II: 100 g de carne, ou 100 g de ave, ou 100 g de peixe, ou dois ovos.
No máximo, duas porções ao dia – por exemplo, 100 g de carne e 100 g de peixe. Uma vez que na carne também encontramos quantidades consideráveis de gorduras saturadas, convém optar por carnes magras: frango ou peru sem pele são uma excelente opção.
Por outro lado, os peixes também se diferenciam por seu teor de gordura, mas já que o perfil destas é favorável, na prática podemos alternar o consumo de ambos. O consumo de ovos está limitado pelo elevado teor de colesterol da gema; recomenda-se entre 3 e 4 unidades por semana e nunca mais de dois no mesmo dia.

Grupo III: No caso dos azeites, as recomendações não se baseiam em um número concreto de porções, mas em uma quantidade diária total entre 30 e 50 g, o que corresponde a 3 ou 5 colheres de sopa. Por diversas razões, o melhor azeite é o de oliva virgem.

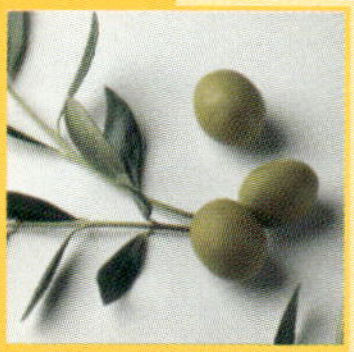

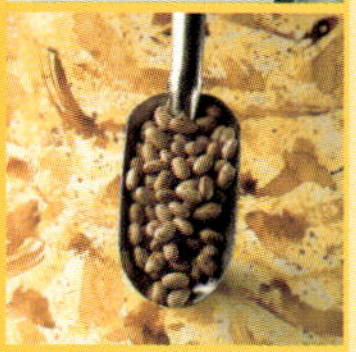

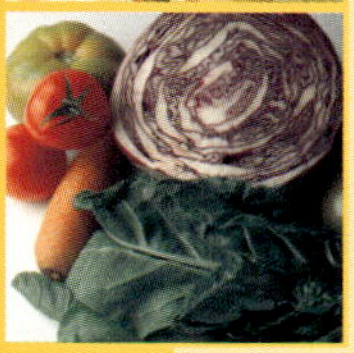

Grupo IV: 60 g de pão ou 60-80 g de arroz ou macarrão ou legumes (todos crus) ou 150-200 g de batatas.
Recomendam-se 4 a 6 porções diárias, sendo aconselhável incluir no mínimo uma porção em cada refeição do dia.
Tanto o arroz quanto o macarrão têm seu peso triplicado durante o cozimento, enquanto os legumes têm seu peso duplicado.

Grupo V: Uma porção de 150 a 200 g de qualquer hortaliça ou uma combinação delas, como pode ocorrer em um prato de salada variada.
Devemos incluir em nossa dieta pelo menos duas porções diárias, uma das quais deve ser de hortaliça crua. Por suas características nutricionais particulares, neste grupo são feitas poucas restrições ao seu consumo.

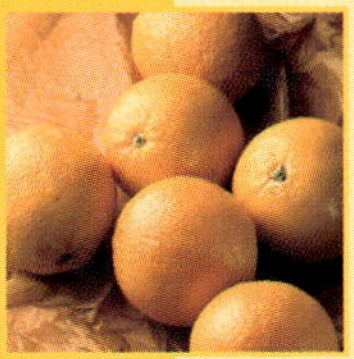

Grupo VI: Uma porção de 150 g de fruta.
O ideal é consumir pelo menos duas porções diárias, uma das quais deveria ser de uma fruta cítrica ou outra fruta rica em vitamina C, como a amora ou o kiwi.

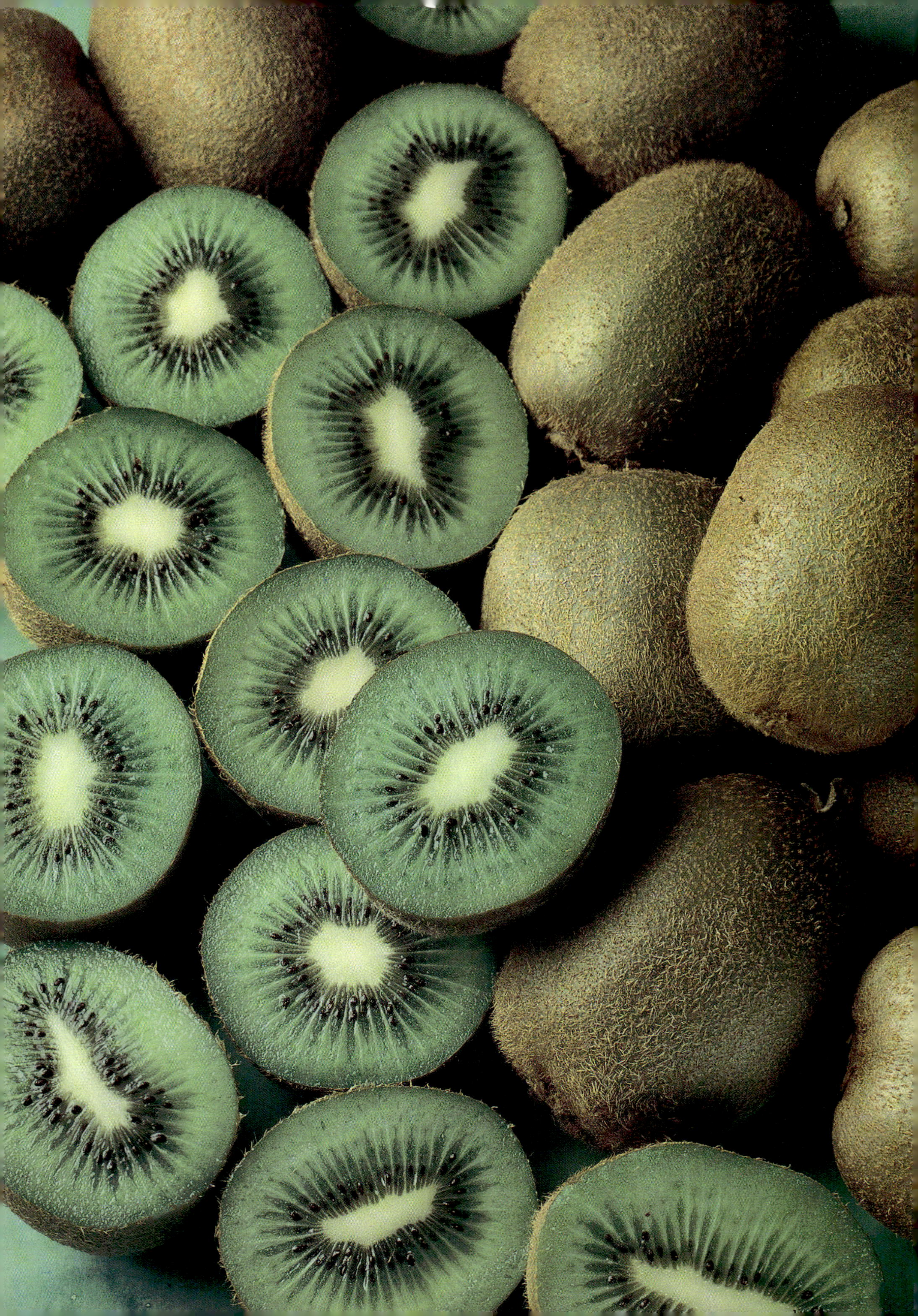

NUTRIÇÃO E SAÚDE

Atualmente, não se questiona a estreita relação entre o que comemos e a saúde de que gozamos. Nesse sentido, o melhor que podemos esperar de nossa alimentação diária, do ponto de vista nutricional, é que ela nos proporcione nutrientes suficientes para suprir nossas necessidades, e nada mais.

A IMPORTÂNCIA DO EQUILÍBRIO

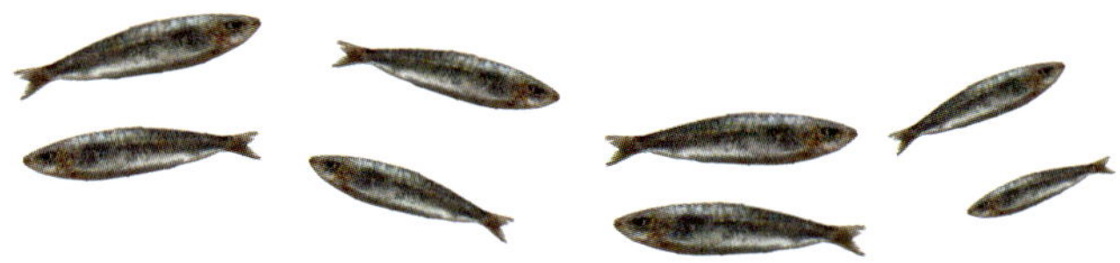

Quando falamos sobre alimentação ou nutrição, é comum aparecer o conceito de equilíbrio. Graficamente, a imagem que temos é a de uma balança que mantém os dois pratos nivelados. Em nutrição um desses pratos são as necessidades e o outro, os aportes. De seu ajuste depende nossa saúde.

UMA ALIMENTAÇÃO SAUDÁVEL

Com certeza você acredita que sua alimentação é saudável. Mas o que isso significa? No fundo, e do ponto de vista nutricional, o objetivo é suprir, com o consumo de alimentos, nossas necessidades nutricionais, ou seja, equilibrar na balança a entrada e a saída de nutrientes.

Se você quiser visualizar bem esta questão, não se esqueça da imagem da balança já citada na introdução deste tema: manter os dois pratos nivelados significa nada mais, nada menos que obter um adequado estado nutricional, uma situação em que não há nem excessos nem deficiências. O tema é de fundamental importância, pois do estado nutricional depende a saúde, ou melhor: não pode haver saúde se não houver um bom estado nutricional.

As chaves do sucesso

"O melhor é comer um pouco de tudo". Você conhece esta máxima? Ela é muito bem-sucedida e, ao menos na teoria, é a preferida de muita gente quando perguntamos o que devemos comer. Na verdade, seguir essa máxima é um excelente ponto de partida que inclui dois aspectos fundamentais para alcançar o equilíbrio nutricional: a **moderação** e a **variedade**.
O "pouco" refere-se à necessidade de não haver excesso no consumo de alimentos, de haver prudência e, é bom relembrar, pois a prática demonstra que é fácil esquecermos isso.
O "de tudo" deve ser considerado um convite para ampliar ao máximo o leque de alimentos saudáveis em nosso cardápio. Destacamos aqui o termo saudáveis porque essa expressão não deve ser encarada como uma permissão para que se ingira qualquer produto que tenha pouco ou nenhum valor nutricional.

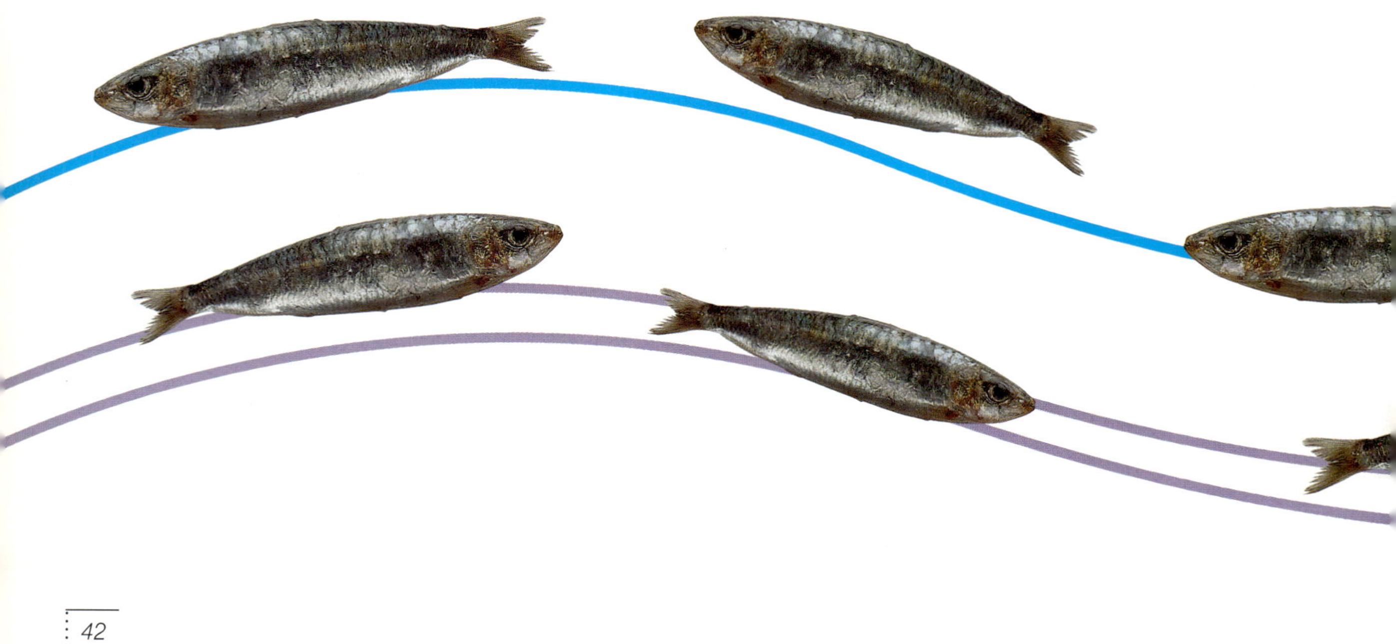

OS PRINCIPAIS EQUILÍBRIOS NUTRICIONAIS

Mesmo sob o risco de apresentarmos aqui alguns conceitos que ainda não mencionamos, acreditamos que este é o momento oportuno para incluir a relação dos que, atualmente, são considerados os principais equilíbrios nutricionais. Não se preocupe com o que você não conhece, porque esclareceremos na segunda parte do livro.

1 **Equilíbrio energético (ver box)**

2 **Equilíbrio entre os macronutrientes**

Os carboidratos têm de nos fornecer cerca de 50 a 60% do aporte calórico total, as gorduras de 30 a 35% e as proteínas de 12 a 15%.

3 **Equilíbrio entre o consumo de amido e açúcares**

Entre 40 e 50% do aporte calórico necessário devem ser proporcionados pelo amido, o nutriente mais importante do ponto de vista quantitativo; a contribuição dos açúcares não deve ultrapassar os 10%.

4 **Equilíbrio entre os tipos de gorduras ingeridas**

As gorduras saturadas e as poliinsaturadas devem contribuir no aporte calórico com menos de 10% cada uma, e as monoinsaturadas com 10 a 15%.

5 **Equilíbrio entre as proteínas de origem animal e as de origem vegetal**

A recomendação mais comum é que cada uma delas nos forneça a metade do aporte protéico total.

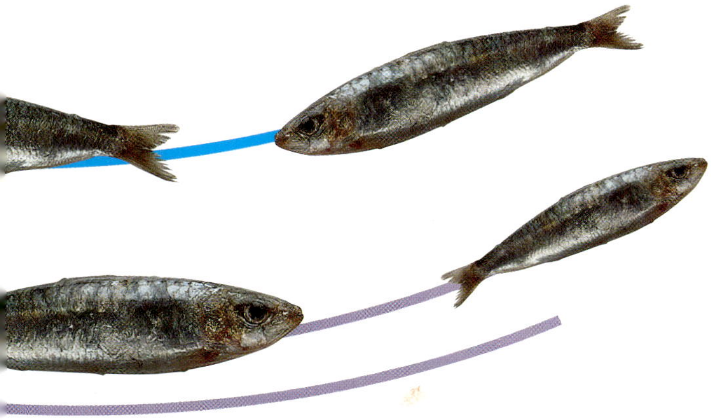

AS NECESSIDADES ENERGÉTICAS

A relação que se estabelece entre o consumo de energia e as necessidades do organismo podem acarretar três resultados.
Equilíbrio energético zero: O aporte energético é igual ao consumo do organismo. Aqui, o peso corporal se mantém estável.
Equilíbrio energético positivo: Neste caso as ingestas superam as necessidades; conseqüentemente, o peso corporal aumenta.
Equilíbrio energético negativo: Os aportes energéticos estão abaixo das necessidades. Logicamente, o peso corporal deve diminuir. Este é o princípio em que se baseiam as dietas de emagrecimento.
Tenha em mente este princípio: quando você mantém seu peso corporal estável, suas ingestas energéticas correspondem às suas necessidades.

A energia dos alimentos e o correspondente gasto corporal têm sido expressos, tradicionalmente, na forma de quilocalorias (kcal), embora a tendência atual seja expressá-la em quilojaules (kj).
A equivalência entre essas unidades é:
1 kcal = 4,2 kj
1 kj = 0,24 kcal

6 **Vitaminas: as necessárias**

O objetivo que se deve estabelecer é consumi-las em quantidade suficiente – nem mais, nem menos.

7 **Aporte suficiente de minerais**

Esta também é a melhor receita para os minerais: o estritamente necessário.

8 **Fibra em quantidades suficientes**

Um objetivo fácil de se alcançar sempre que forem consumidas, diariamente, quantidades significativas de alimentos vegetais.

9 **Colesterol: não mais que 300 mg por dia**

Só encontramos o colesterol em alimentos de origem animal.

10 **Consumo de sal: não mais que 5 g diários**

Isto equivale a 2 g de sódio.

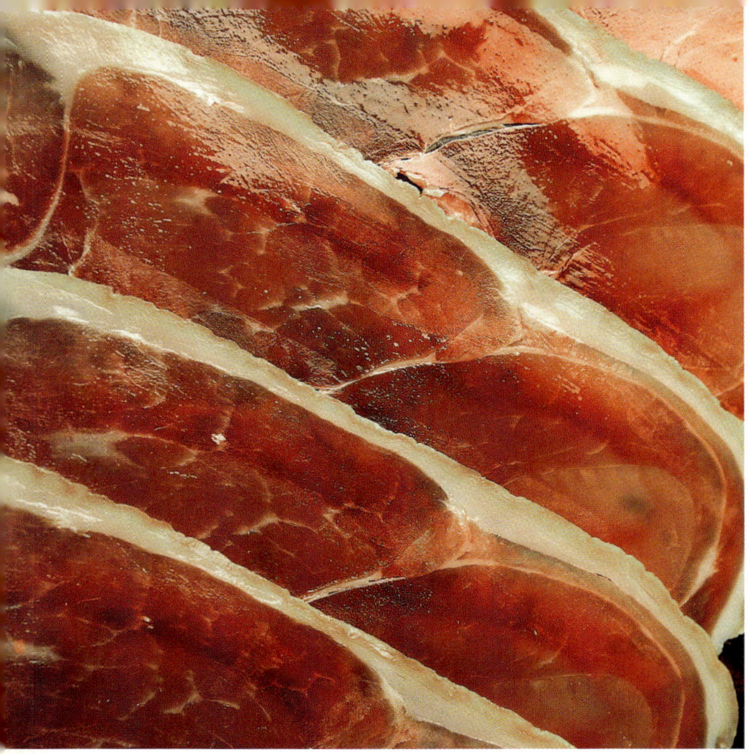

O PORQUÊ DOS DESEQUILÍBRIOS

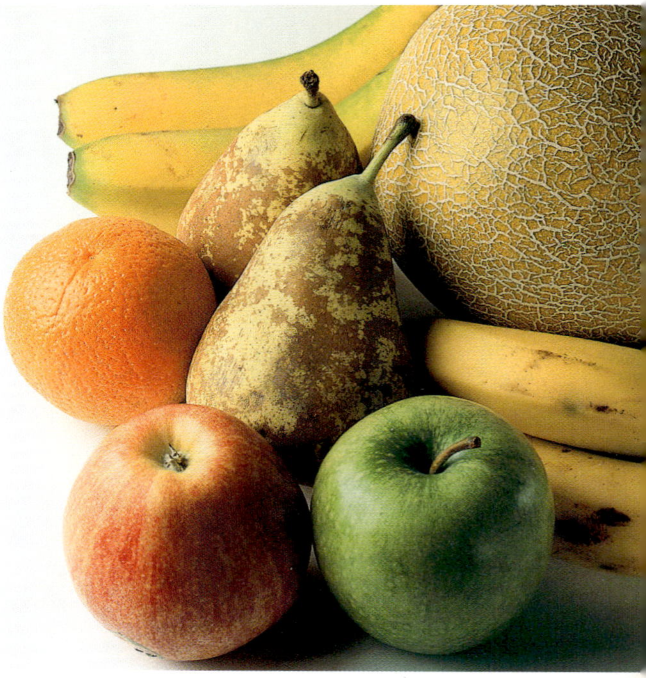

A falta de comida é uma lamentável realidade em muitos lugares do mundo e causa direta de carências nutricionais graves que tantas pessoas sofrem. Mas a abundância de alimentos, característica dos países ricos, é uma garantia de equilíbrio nutricional?

SÓ UMA COISA IMPORTA

Se a disponibilidade de alimentos fosse a única condição a se levar em conta ao diagnosticar os desequilíbrios nutricionais, seria óbvio que nos países ricos, onde atualmente há grande excedente alimentar, não deveria haver problemas. Você acredita sinceramente que é assim? A resposta é um retumbante não.

Problemas causados pelo excesso

Muitos especialistas concordam que as chamadas "doenças da civilização", como a obesidade, os elevados níveis de colesterol e a hipertensão, são transtornos associados aos excessos alimentares. Ou seja, expostos a **quantidades significativas de comida**, parece que não sabemos nos adequar a ingerir apenas o necessário. Desses problemas trataremos adiante.

Problemas causados pela deficiência

Mas a quantidade não é o único aspecto que se deve considerar quando falamos de equilíbrio nutricional, o que torna ainda mais evidente o fato de que, paralelamente aos problemas relacionados aos excessos, entre os habitantes dos países ricos convivem os problemas associados às **deficiências**. Embora se coma muito, com freqüência, faltam vitaminas na dieta e também determinados minerais, inclusive fibras. Isso nos leva a considerarmos a qualidade de nossa alimentação. Se em seu cardápio há excesso de cereais refinados, produtos confeitados, doces e embutidos, e sobra pouco espaço para alimentos básicos, como frutas, hortaliças e legumes, não se surpreenda se você não obtém todos os nutrientes nas quantidades de que necessita.

MAIS UMA VEZ OS APORTES E AS NECESSIDADES

Novamente insistimos neste ponto. Não nos recrimine por fazê-lo, ainda que sob o risco de sermos repetitivos, porque estamos totalmente convencidos de que nos encontramos diante de um tema de importância fundamental para nosso equilíbrio nutricional e nossa saúde. Mais do que os desequilíbrios, seja por excesso, seja pela deficiência, serem o resultado de um inadequado balanço entre as necessidades e os aportes, nos interessa saber quais fatores podem modificar tanto uns quanto outros.

Fatores relacionados às necessidades

As necessidades nutricionais de cada um de nós são únicas e variáveis. São o resultado do que somos, do que fazemos, do momento que vivemos. Portanto, são muitos os fatores que intervêm decisivamente em sua determinação. Por isso vamos conhecê-los em detalhes.

A idade. É evidente que a idade condiciona nossas necessidades, as quais são diferentes quando somos crianças e quando somos adultos. Quando atingimos a terceira idade, também ocorrem novas necessidades. Está claro que em cada momento de nosso ciclo de vida temos necessidades distintas.

O sexo. Homens e mulheres têm as mesmas necessidades? Em muitos casos, a resposta é não. Já comentamos que os valores energéticos e de determinados nutrientes não são iguais para homens e mulheres. Sem dúvida, é importante assinalar que as diferenças entre os sexos neste nível não obrigam ninguém a seguir padrões alimentares diferentes.

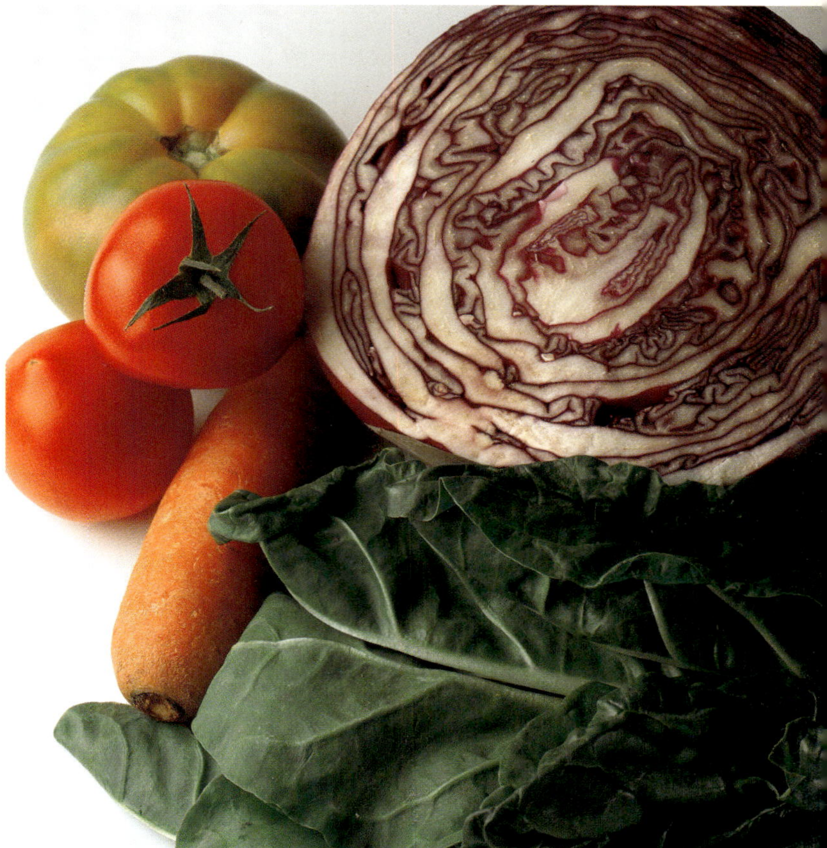

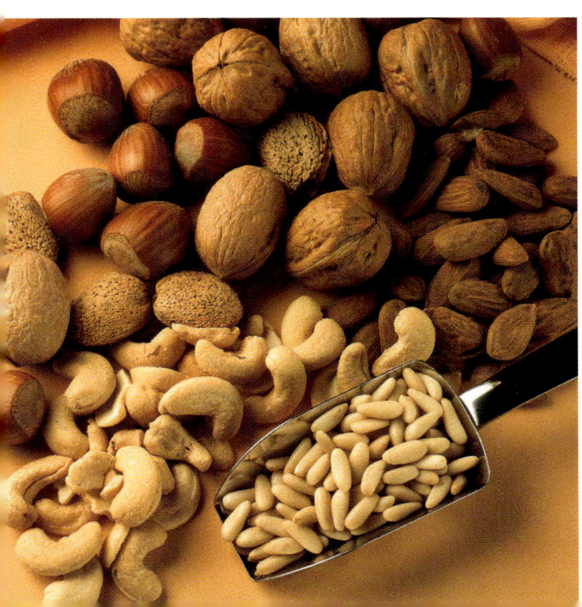

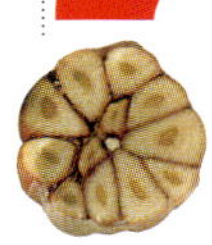

Pelo fato da absorção média de ferro contido em uma dieta mista ser da ordem de 10%, é necessário consumir 10 vezes mais ferro do que realmente nosso organismo necessita.

A gravidez e a amamentação. Esses dois períodos característicos do ciclo de vida da mulher provocam importantes alterações nas necessidades nutricionais. Não se trata, como muitas vezes se diz, de comer por dois, mas é óbvio que as necessidades energéticas, de proteínas, de vitaminas e de minerais aumentam.

A atividade profissional. As necessidades energéticas de uma pessoa que desenvolve sua atividade profissional diante de um computador não são as mesmas que as de outra que trabalha na construção. Esta é uma questão muito importante que se deve ter em conta, em particular quando se passa de uma atividade sedentária para outra, mais ativa, ou vice-versa.

destacamos que o essencial é o que nosso organismo absorve?

Pois bem, falando sobre biodisponibilidade, voltamos ao aspecto mais importante. Para comprová-lo, basta prestar um pouco de atenção à definição deste conceito: "Entende-se por biodisponibilidade a proporção de um nutriente que tenha sido digerido, absorvido e metabolizado".

Você comprovará que este conceito é muito ambicioso, pois ele não se contenta em fazer referência apenas à digestão e à absorção dos nutrientes, mas abrange também o metabolismo, ou seja, o uso que nossas células fazem deles. Para simplificar, podemos dizer que a biodisponibilidade é a porcentagem de um nutriente ingerido que pôde ser utilizado.

Apesar de sermos sempre os mesmos, nem sempre nossas necessidades são iguais. Muitos fatores alteram nossas necessidades nutricionais.

A prática esportiva. A prática regular de esporte adaptada às possibilidades de cada indivíduo resulta em benefício para todo o organismo. De acordo com o tipo de esporte e do tempo que dedicamos a ele, as necessidades energéticas e nutricionais são diferentes. Não é a mesma coisa fazer 30 minutos de caminhada duas ou três vezes por semana e nadar duas horas todo dia.

Outros hábitos e comportamentos. Você sabia, por acaso, que o cigarro eleva as necessidades de vitamina C? Que alguns chás inibem a absorção de ferro no intestino? Que os contraceptivos orais podem aumentar as necessidades de alguns nutrientes? Estes são alguns exemplos para demonstrar que nada do que fazemos deixa de ter relação com nossas necessidades nutricionais. Ou seja, tudo exerce sua influência e é conveniente saber disso.

O que acontece com os aportes

O objetivo fundamental dos aportes é compensar as necessidades. Aqui dois fatores são essenciais: por um lado, a biodisponibilidade dos nutrientes ingeridos; por outro, a seleção dos alimentos que têm de nos proporcionar os nutrientes. Vamos tratar desse tema a seguir.

A biodisponibilidade. Você se recorda da afirmação que fizemos algumas páginas atrás, em que

Não o surpreenderá que, dada a complexidade do assunto, há muito o que dizer a respeito. Entretanto, nos contentaremos em dar-lhe dois exemplos, um que eleva a biodisponibilidade e outro que a diminui. O primeiro é a vitamina C, que aumenta a absorção intestinal de ferro contido nos alimentos; o segundo se refere à fibra, cujo consumo excessivo pode reduzir, entre outras, a absorção de minerais como o cálcio, o magnésio e o zinco.

A seleção de alimentos. Grande parte dos desequilíbrios alimentares atuais é conseqüência de uma inadequada seleção dos alimentos. Devido a um grande número de fatores que influem sobre ela e sobre sua complexidade, dedicaremos uma seção exclusivamente à seleção de alimentos.

NECESSIDADES NUTRICIONAIS DA MÃE LACTANTE

Surpreende o fato de que a mãe lactante tem necessidades nutricionais maiores que as da gestante. Isto se explica porque a primeira continua alimentando seu bebê, que cada vez pesa mais e é maior.

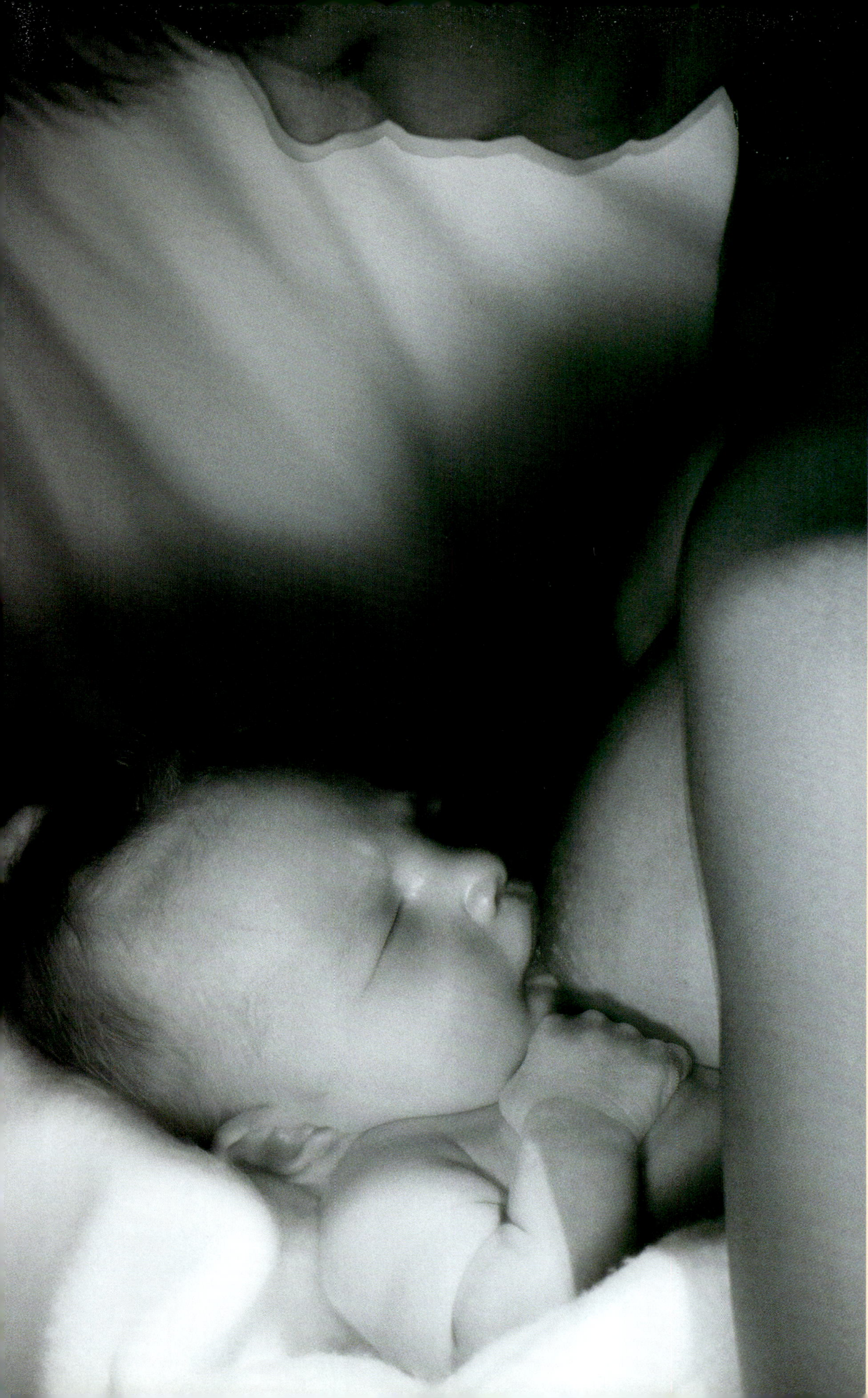
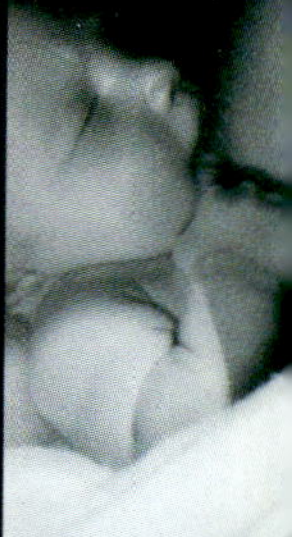

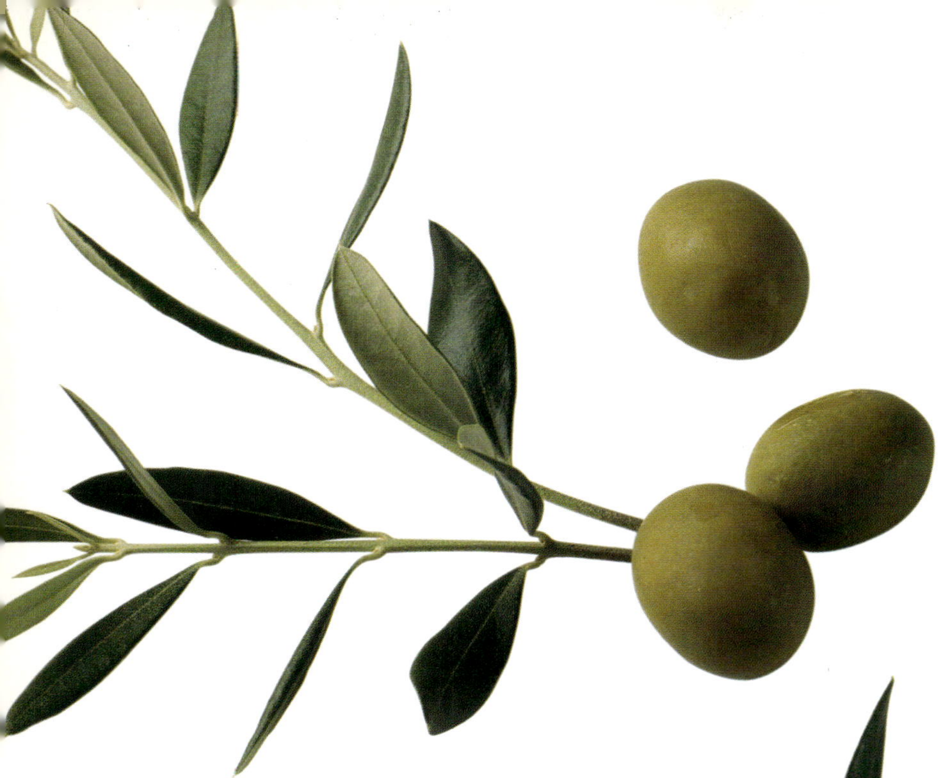

O azeite de oliva vem nos proporcionando energia e saúde há milênios.

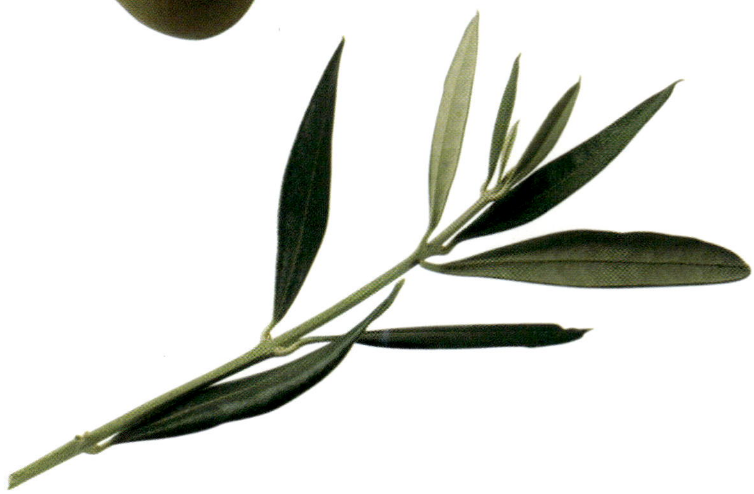

AZEITE E CULTURA

Segundo a tradição ocidental, o azeite de oliva está relacionado ao divino. No tempo dos gregos, Palas Atena fez crescer uma oliveira atrás do Erectéion (templo erigido a Erecteu onde está o famoso pórtico das Cariátides) e este lhe outorgou a soberania da região da Ática e da cidade que, desde essa ocasião, chama-se Atenas.

POR QUE COMEMOS O QUE COMEMOS?

Se alguém nos perguntar quais são os alimentos que consumimos habitualmente, não teremos muita dificuldade em fazer uma extensa relação. Mas se alguém nos perguntar por que comemos o que comemos, é provável que fiquemos atônitos e não saibamos exatamente o que responder, não é mesmo? Talvez você caia na tentação de optar pelo mais fácil e resolva o assunto com um simples "porque eu gosto". Mas as coisas não são tão simples e, como você verá mais adiante, por trás de nossos bocados há muitos porquês. O que nos interessa é saber que, em grande medida, são os alimentos que nos definem como comensais e acabam determinando os nutrientes que ingerimos. Lembre-se de que o equilíbrio nutricional depende dessa seleção.

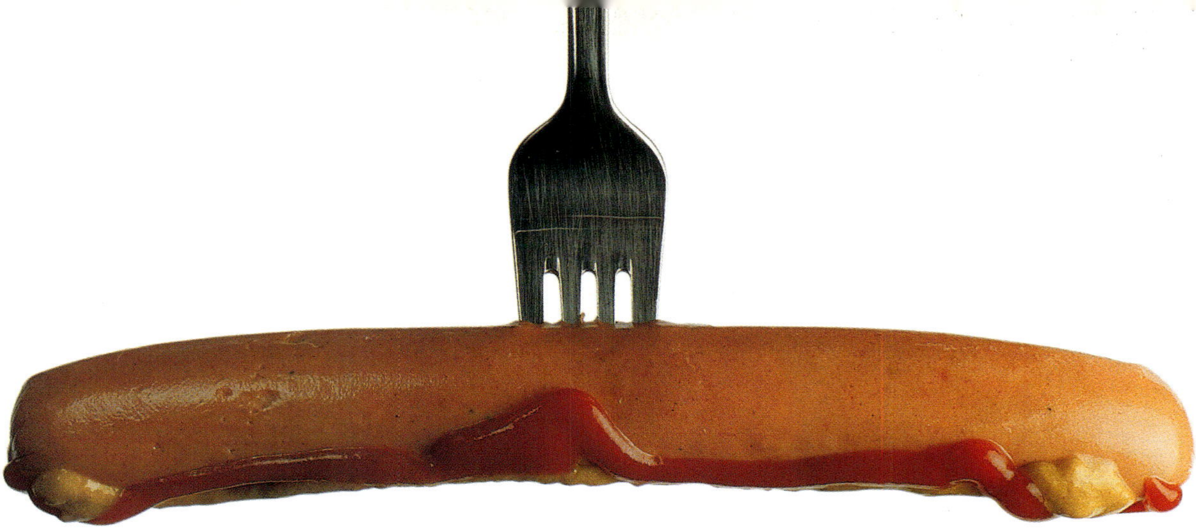

O peso da cultura

Este não é o único aspecto que influi em suas escolhas, mas o tomaremos como exemplo.

Por que há lugares onde se come gafanhotos, formigas, bichos-da-seda e serpentes enquanto em outros a simples idéia de comê-los causa repugnância? São boas fontes de nutrientes, mas com certeza só os comeríamos em situações-limite. Aqui se vê o peso da cultura, pois é ela que determina o que **se pode** e o que **não se pode** comer. E não pense que a influência das culturas termina aqui. Por que não comemos batatas no café da manhã? Por que os produtos light estão na moda? Por que não há grão-de-bico em um almoço de negócios? Por que agora procuramos por alimentos com 0% de gordura? Por que vamos com nossos filhos aos restaurantes de comida *fast food*? Por que nos agradam os alimentos de nossa terra? Por que não pensamos em comer pudim como aperitivo? Por que em um jantar romântico não comemos um cozido? Por que pensamos que existem alimentos mais apropriados para homens do que para mulheres, ou vice-versa? Acreditamos que todas essas questões o convençam de que a cultura não só indica o que é comestível, como também estabelece parâmetros sobre como, quando e quanto devemos comer.

No entanto, há muito mais

Lembre-se de que a cultura é apenas um dos fatores que interferem em suas decisões sobre o que você coloca todo dia em seu prato. Ao lado dela estão muitos outros, como a **economia**, suas **preferências**, seu **ritmo de trabalho**, sua **história pessoal** e, em meio a tudo isso, tomara que também estejam seus **conhecimentos** sobre nutrição.

Não, seu padrão alimentar não se constrói sobre o nada. E se ele não lhe proporciona aquilo de que você necessita e você quer resolver o problema de uma vez por todas, recomendamos a você que não acredite em dietas ou hábitos alimentares da moda. Faça uma minuciosa avaliação do papel que sua alimentação desempenha em sua vida e de quem você é como "comensal".

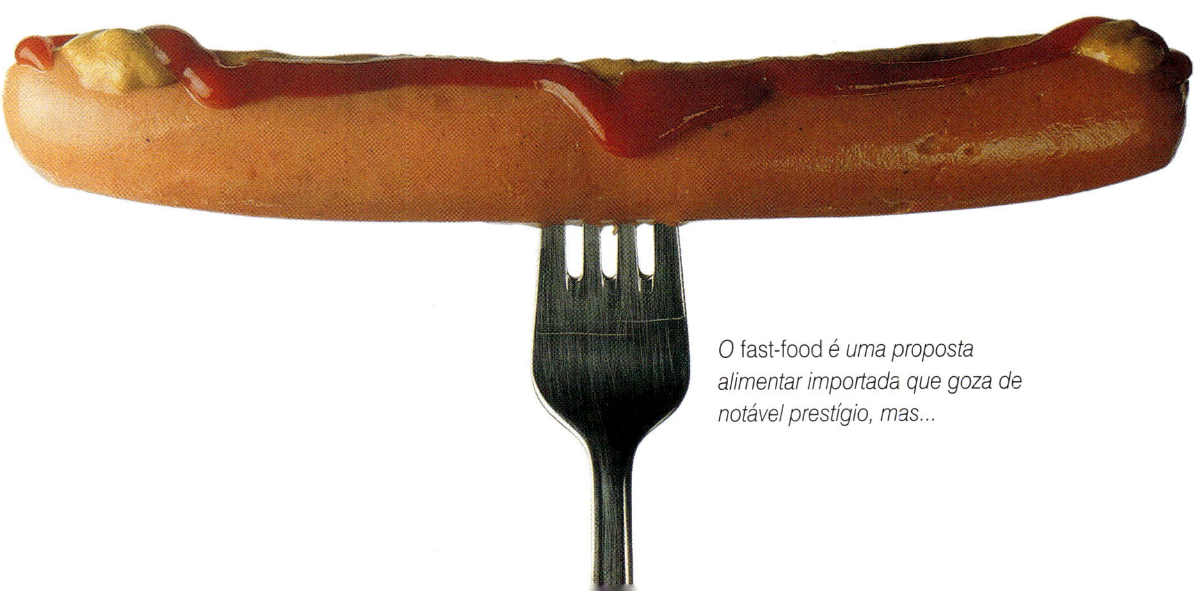

O fast-food *é uma proposta alimentar importada que goza de notável prestígio, mas...*

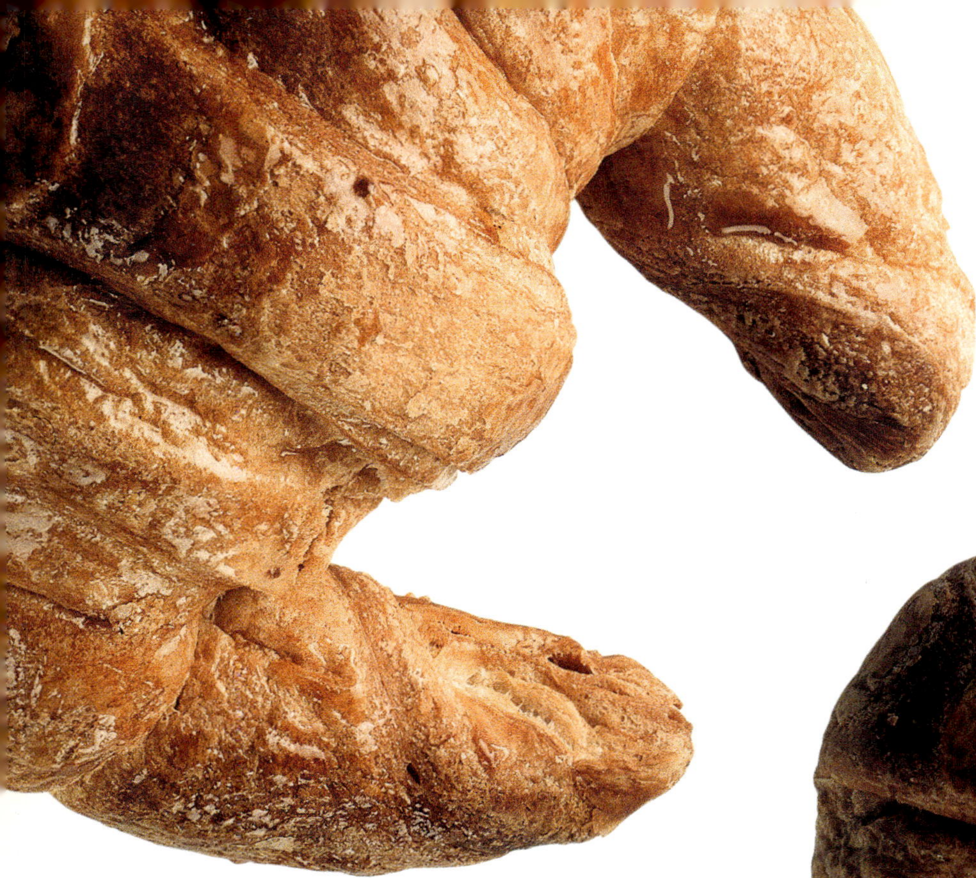

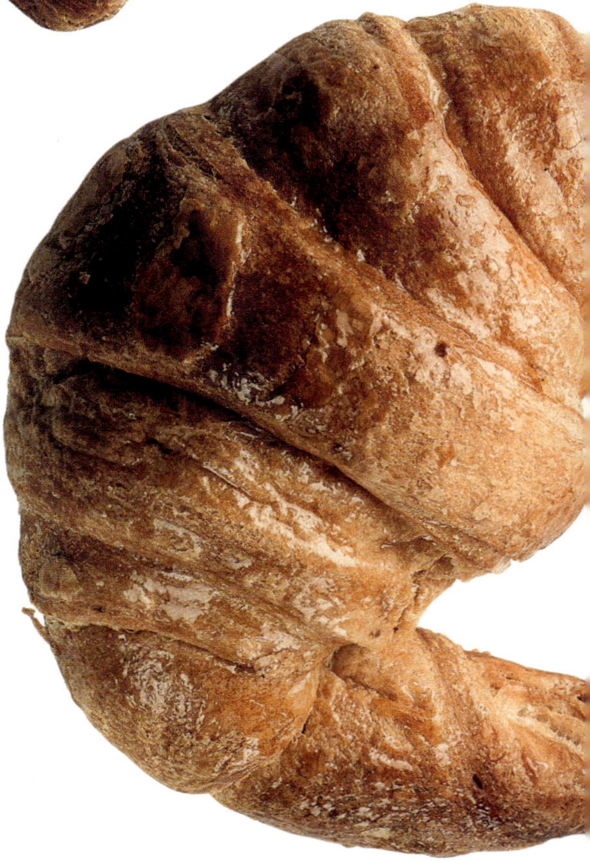

DEFICIÊNCIAS E EXCESSOS

Depois de analisar as causas, agora nos falta ver as conseqüências. O que acontece quando não fornecemos ao corpo aquilo de que ele necessita? Como repercutem na saúde os desequilíbrios nutricionais que ocorrem com mais freqüência entre nós?

UM PROBLEMA AINDA SEM SOLUÇÃO

Já comentamos isso nas páginas anteriores. Infelizmente, a grande disponibilidade atual de alimentos não é suficiente para solucionar os desequilíbrios nutricionais. Aliás, algumas tendências consumistas recentes parecem ir justamente na direção contrária. Quando se faz referência à dieta mediterrânea como um modelo alimentar exemplar e altamente saudável, devemos nos apressar em assinalar que está se falando da **alimentação tradicional**, de algumas décadas atrás, aquela que se baseava em pão, legumes, azeite, peixe, hortaliças e frutas, tudo acompanhado de um pouco de vinho e com o selo de qualidade próprio dos produtos da terra.

Mas esta dieta frugal, com poucas gorduras saturadas, predominantemente vegetal, não é nem de longe o que boa parte da população consome hoje; pelo contrário, atualmente a dieta adotada é excessivamente rica em carnes e derivados, que contêm elevada quantidade de produtos supérfluos, os quais levam a um excessivo consumo de gorduras pouco saudáveis e açúcar, alimentos altamente refinados e industrializados que perderam boa parte de seu valor nutricional. E, logicamente, essas mudanças para pior têm suas conseqüências.

Na Conferência Internacional sobre Nutrição realizada pela FAO em Roma, em 1992, afirmou-se que cerca de 2 bilhões de pessoas sofrem de carências de uma ou várias vitaminas.

TRANSTORNOS ASSOCIADOS AO EXCESSO

Antes de entrar de vez neste e no próximo tema, vamos esclarecer dois aspectos importantes. O primeiro faz referência ao fato de que em nutrição, como em tantas outras coisas, tudo está inter-relacionado: conseqüentemente, ao dividir os temas, visando uma melhor didática, corre-se o risco de perder a visão de conjunto e de que "as árvores não nos deixem ver o bosque". Lembre-se sempre disso. O segundo é que, em muitos casos, não podemos estabelecer uma relação de causa e feito entre um determinado desequilíbrio nutricional e uma enfermidade específica, mas apenas uma correlação, ou seja, a existência de uma relação entre as duas variáveis. Por exemplo, podemos dizer que um consumo excessivo de gorduras saturadas se associa ao aumento no nível de colesterol, mas que não é sua causa. Não se esqueça disso também.

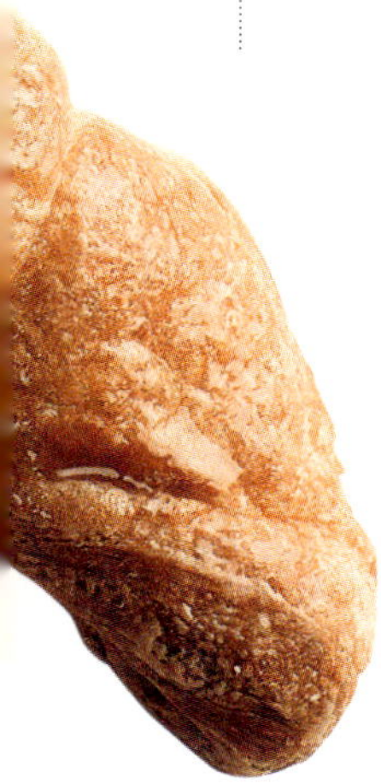

Excesso de calorias e obesidade

A obesidade é o resultado de um consumo de energia superior às necessidades, o que se conhece por **balanço energético positivo**. Somente desse modo pode-se explicar o acúmulo de gorduras em nosso organismo.

Isto significa que ingerimos mais calorias do que antes? Em muitos casos, não. De fato, se nos comparamos com nossos avós, a grande mudança verificada não tem relação com os aportes energéticos, mas sim com as necessidades. Um fator-chave é o sedentarismo atual. Cercados de comodidades, com atividade profissional que requer pouca atividade física, nossas necessidades energéticas diminuíram consideravelmente.

Há duas maneiras de enfrentar o balanço energético positivo: ou reduzimos os aportes ou elevamos nosso gasto energético, fazendo, por exemplo, exercício. Ou podemos fazer as duas coisas!

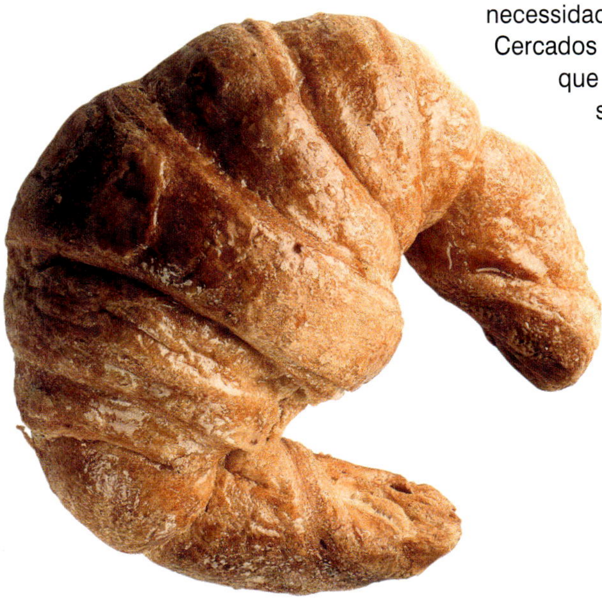

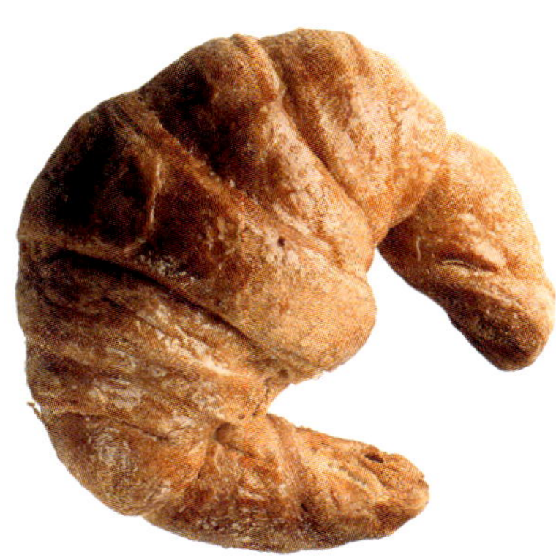

Gorduras saturadas e colesterol

Nos anos 1950, cresceu o interesse pelo estudo da relação existente entre os tipos de gorduras ingeridas na dieta e o nível de colesterol que se obtinha nas análises de sangue de um indivíduo. Dois pioneiros nesses estudos foram o norte-americano Ancel Keys e o espanhol Francisco Grande Covián. Com seus trabalhos demonstraram que, em comparação com os carboidratos, os ácidos graxos saturados aumentavam os níveis de colesterol.

Atualmente, admite-se que o consumo de gorduras saturadas é o fator dietético mais diretamente relacionado com um nível elevado de colesterol, o desenvolvimento da **arteriosclerose** e a **mortalidade coronariana** em diferentes paises.

Como veremos nas próximas páginas, as gorduras saturadas predominam nos alimentos lácteos e cárneos e também em muitas outras gorduras utilizadas para preparar produtos de confeitaria e pastelaria, todos consumidos de forma habitual e abundante nos dias de hoje.

Sal e hipertensão

O estudo da relação entre o consumo de sal e a hipertensão tem muitas décadas de história e provocou numerosos e acalorados debates. A controvérsia está longe de solucionar-se, principalmente se levarmos em conta que, na atualidade, considera-se que apenas em torno de metade das pessoas hipertensas (entre 20 e 70% segundo os estudos) são sensíveis ao sal, ou seja, apresentam aumento da pressão arterial ao seguirem uma dieta com elevado teor de sal e diminuem sua pressão arterial quando reduzem seu consumo.

Contudo, se considerarmos que, do ponto de vista nutricional, o sal não é necessário e que sobre ele há certas suspeitas, parece lógico **moderar seu consumo**. Na atualidade, recomenda-se não consumir mais do que 5 g de sal por dia.

A diabetes: o problema está no doce?

Em termos gerais, pode-se dizer que o número de casos de diabetes não deixou de aumentar nas últimas décadas. Sem dúvida, nos encontramos diante de um transtorno multifatorial, em que estão implicados diferentes fatores. E a dieta é um deles.

Nesse sentido, há uma pergunta que vem se repetindo insistentemente: o consumo de açúcar pode ser o causador da diabetes? Em relação a isso, deve-se admitir que, de modo geral, a intensidade das acusações sobre o açúcar tem diminuído nos últimos tempos, e recentemente uma renomada organização dos Estados Unidos, o *Food and Drug Administration* (FDA), afirmou que o **consumo de açúcar** nas quantidades em que são consumidas neste país (que são muito elevadas) não pode ser considerado responsável por nenhum dos efeitos nocivos que lhe são atribuídos, à exceção das cáries dentárias. Ainda assim, a melhor recomendação diante do consumo de açúcar é a moderação.

Em contrapartida, nos últimos tempos, os principais esforços para a prevenção geral da diabetes estão concentrados na luta contra a obesidade.

As cáries

A cárie dental é o transtorno mais freqüente nos países desenvolvidos, afetando mais de 80% das crianças em idade escolar.

Mais uma vez estamos diante de um **transtorno multifatorial**, em que intervêm a predisposição genética, o tipo de alimentação, o tempo de contato com os alimentos cariogênicos e, naturalmente, os microrganismos geradores de ácidos que danificam o esmalte do dente.

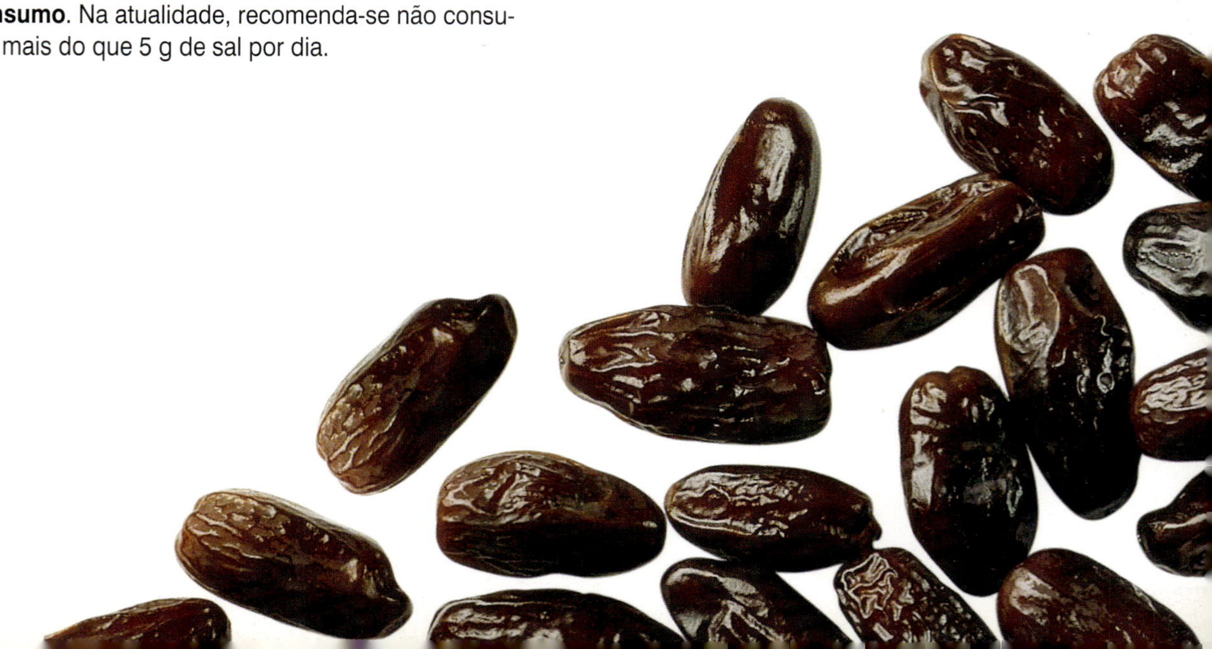

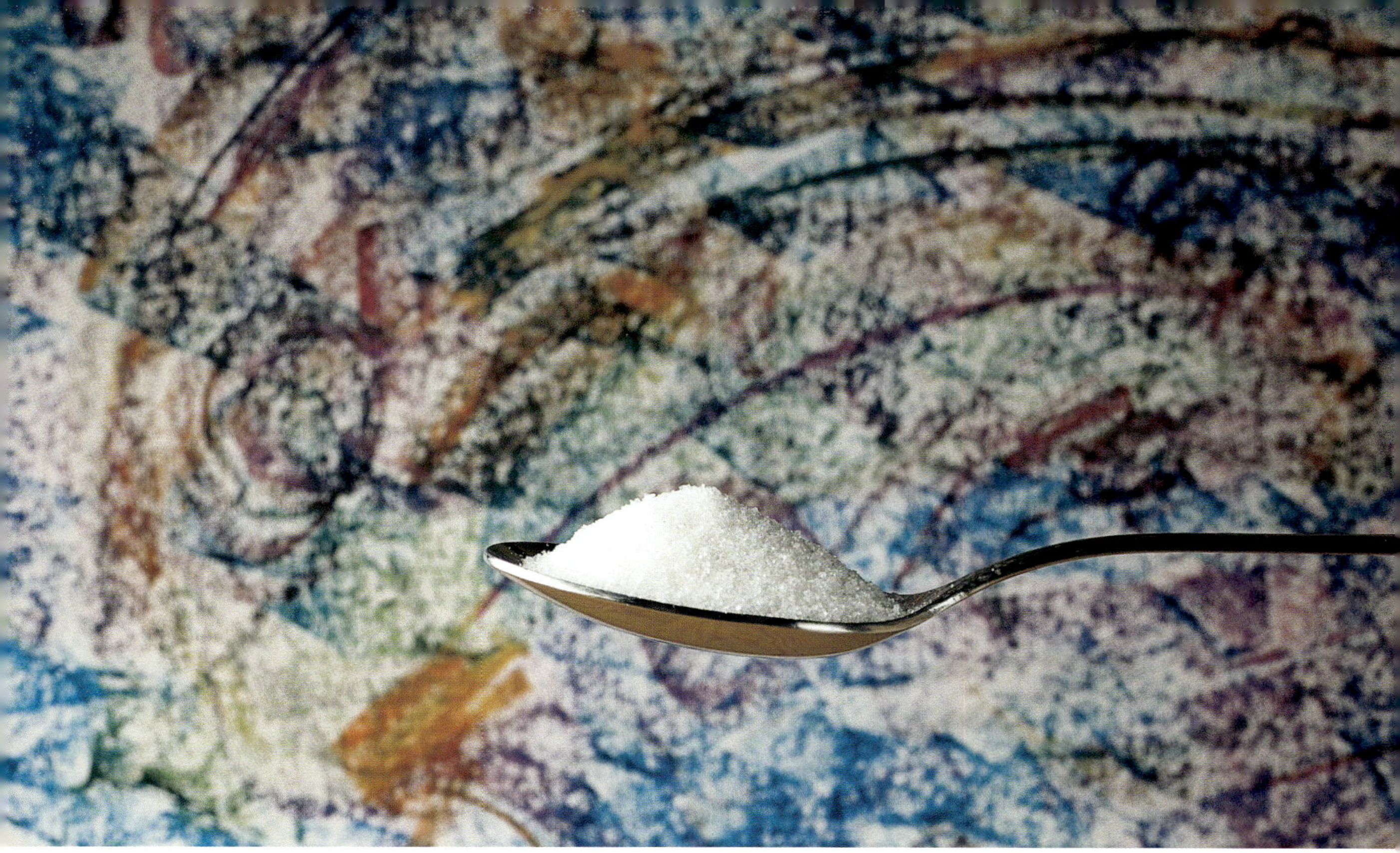

Aqui sim parece inquestionável a participação do açúcar. Não se pode esquecer dos açúcares naturais dos alimentos e, em especial, daqueles de alimentos viscosos, como tâmaras, uvas passas ou figos secos, que aderem à superfície dentária, aumentando assim seu tempo de contato com ela. Ao lado da diminuição do consumo de açúcar e de alimentos que o contém em grandes quantidades, também é fundamental fazer uma adequada higiene bucal diariamente.

Após a ingestão de alimentos doces e pegajosos como as tâmaras, recomenda-se uma adequada higiene bucal.

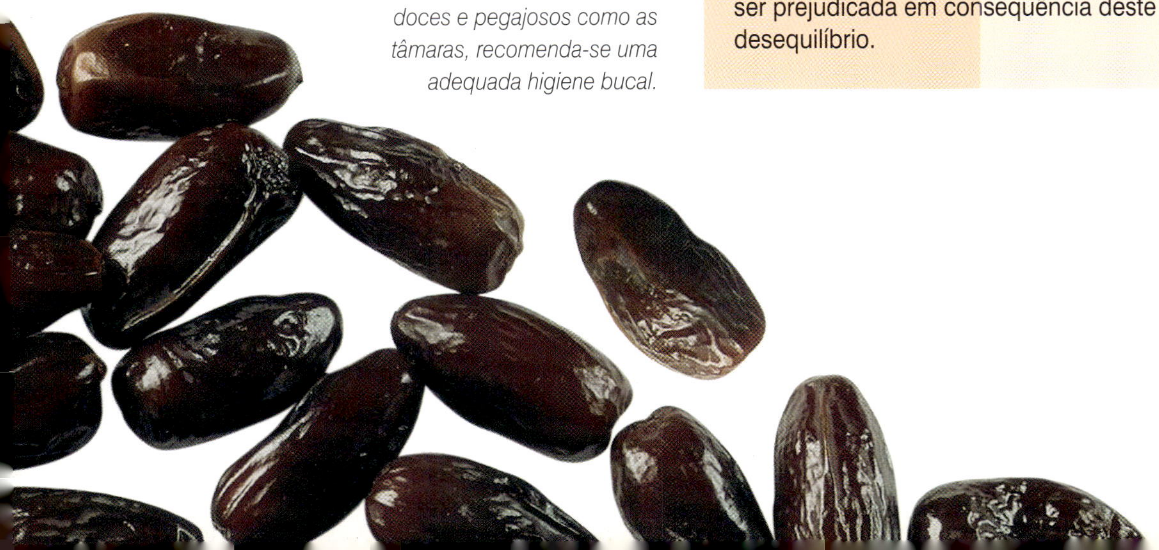

OS EXCESSOS DE PROTEÍNAS

Provavelmente, você concordará que freqüentemente se consome uma grande quantidade de proteínas que ultrapassa os níveis recomendados, principalmente com o consumo de carne e seus derivados. O certo é que as possíveis conseqüências do consumo excessivo de proteínas é um tema muito controverso.

Com freqüência, tem-se apontado que tal consumo poderia ter repercussões negativas para órgãos que, como o fígado e os rins, desempenham um importante papel em seu metabolismo. Também tem-se assinalado que a calcificação dos nossos ossos poderia ser prejudicada em conseqüência deste desequilíbrio.

OS PROBLEMAS DAS DEFICIÊNCIAS

Em nosso mundo de abundância, os desequilíbrios não são apenas conseqüência dos excessos. Também há problemas em se obter as quantidades necessárias de alguns nutrientes. Alguns autores têm classificado esta situação como "deficiência em situação de abundância".

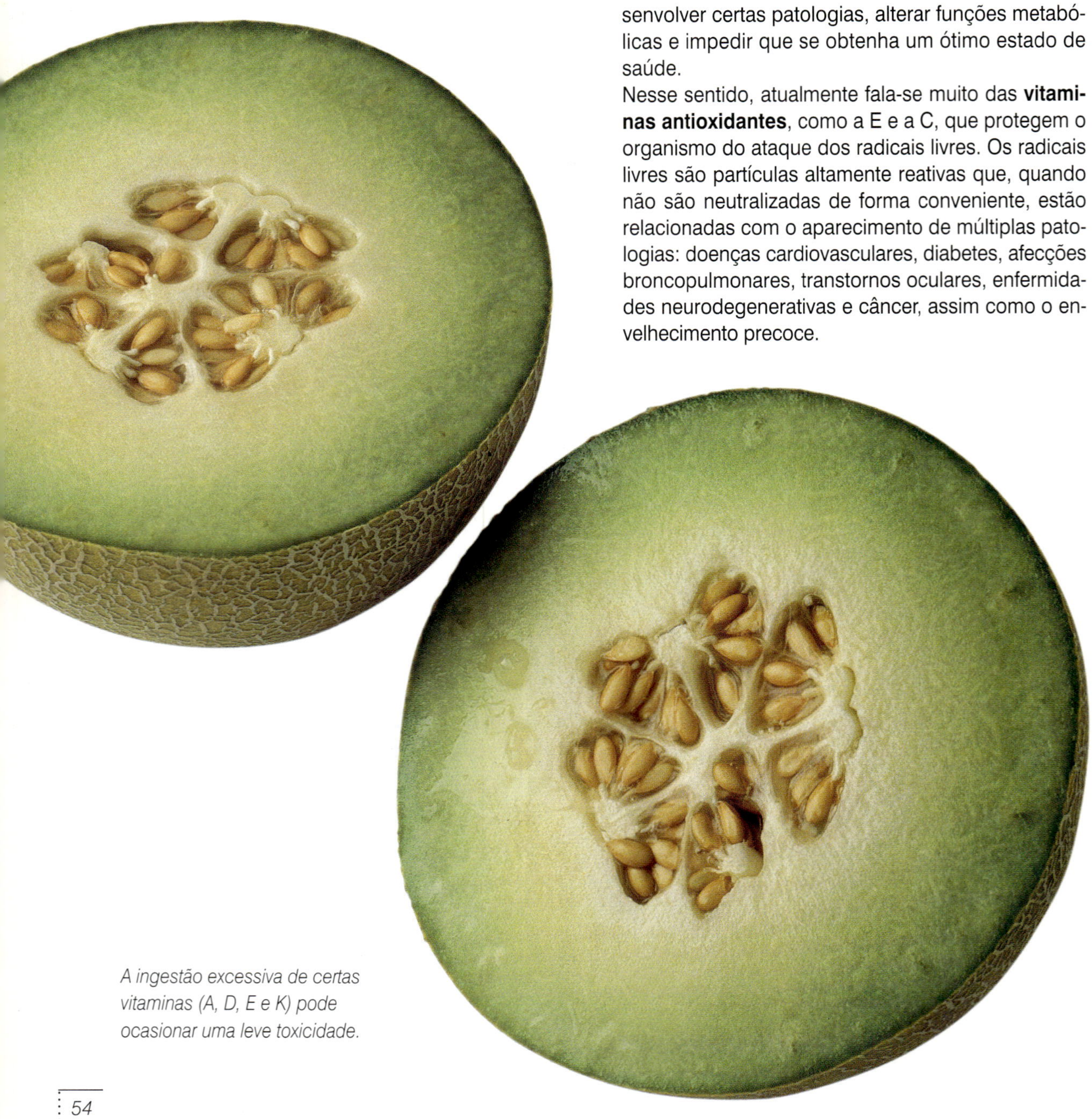

A ingestão excessiva de certas vitaminas (A, D, E e K) pode ocasionar uma leve toxicidade.

As deficiências de vitaminas

Atualmente, as carências graves de vitaminas, como o escorbuto (vitamina C), a pelagra (niacina ou vitamina B_3) ou o raquitismo (vitamina D) praticamente desapareceram nos países ricos.

Sem dúvida, com mais freqüência do que se poderia imaginar, nos encontramos em situações onde, apesar do estado nutricional deficiente não se manifestar com sinais clínicos, o mesmo pode ser quantificado biologicamente, isto é, "não se vê", mas existe.

Há resultados de estudos epidemiológicos, clínicos e experimentais sugerindo que um baixo aporte de determinadas vitaminas aumentaria o risco de desenvolver certas patologias, alterar funções metabólicas e impedir que se obtenha um ótimo estado de saúde.

Nesse sentido, atualmente fala-se muito das **vitaminas antioxidantes**, como a E e a C, que protegem o organismo do ataque dos radicais livres. Os radicais livres são partículas altamente reativas que, quando não são neutralizadas de forma conveniente, estão relacionadas com o aparecimento de múltiplas patologias: doenças cardiovasculares, diabetes, afecções broncopulmonares, transtornos oculares, enfermidades neurodegenerativas e câncer, assim como o envelhecimento precoce.

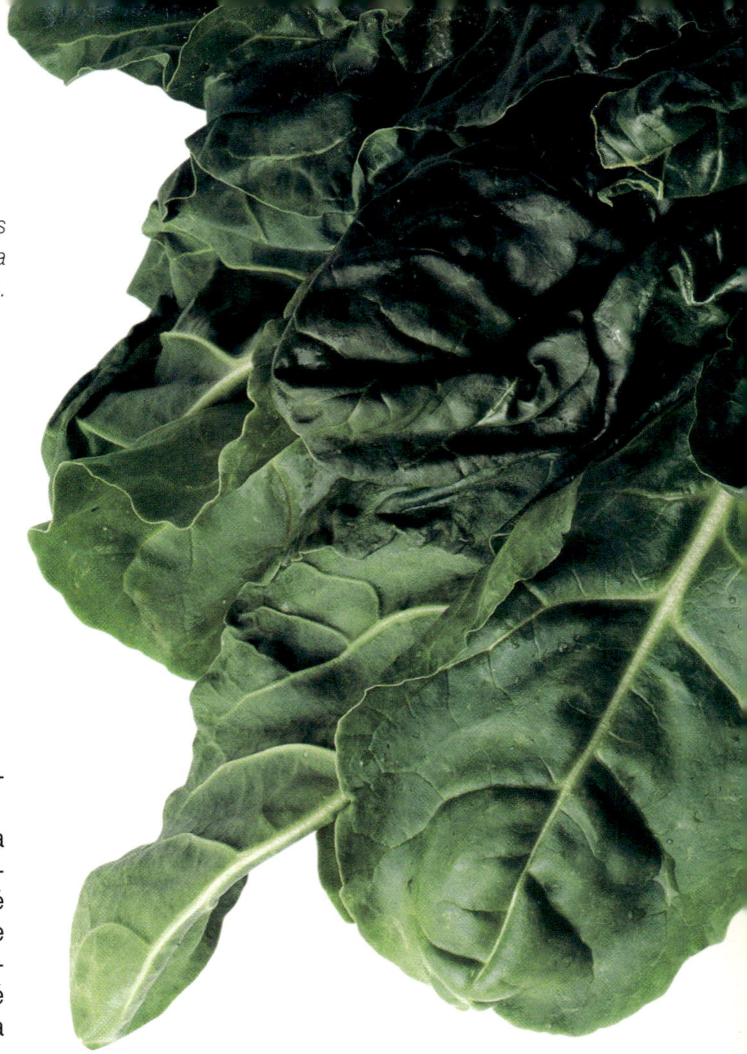

Por seu teor nutricional, as hortaliças contribuem para prevenir as deficiências.

Quando faltam os minerais

Com os minerais acontece algo semelhante ao que ocorre com as vitaminas. Não é habitual encontrar graves carências entre a população, mas podem ser mais ou menos freqüentes deficiências leves que comprometem o ótimo funcionamento de muitos processos celulares.

Por exemplo, o zinco, o selênio, o cobre e o manganês são oligoelementos que desempenham funções antioxidantes e contribuem no combate aos radicais livres.

Sobre a deficiência de **ferro**, deve-se dizer que é a deficiência nutricional mais difundida no mundo, tanto nos países pobres quanto nos ricos. Por isso, é natural que você associe a falta de ferro à anemia, e na verdade essa relação existe. Mas, como já descreveram alguns autores, a anemia por falta de ferro é apenas a ponta do iceberg, uma conseqüência tardia da deficiência.

Atualmente há um grande interesse em identificar quais são as conseqüências da deficiência de ferro antes que a anemia se instale. Entre elas estão a redução das capacidades intelectuais, da capacidade física ao esforço e do sistema imunológico.

A deficiência de fibra

A fibra, cujas principais características detalharemos nos próximos capítulos, freqüentemente está deficiente na dieta atual. O principal motivo está relacionado à redução do consumo de alimentos de origem vegetal, que é onde se pode encontrá-la, e ao aumento do consumo de alimentos de origem animal, onde ela está ausente.

A falta de fibra associa-se a uma lentidão no trânsito intestinal e à prisão de ventre. Em estreita relação com esta característica, deve-se mencionar que são numerosos os estudos que atribuem à fibra um papel protetor sobre o câncer de cólon. Esta, ao acelerar o trânsito digestivo, diminuiria o tempo de contato das substâncias potencialmente cancerígenas com as células da mucosa do cólon, evitando desse modo sua possível ação.

DE ONDE PROVÊM OS DESEQUILÍBRIOS

Excessos ↓	Deficiências ↓
Energia	Vitaminas
Gorduras	Minerais
Proteínas	Fibra
Açúcar	
Sal	

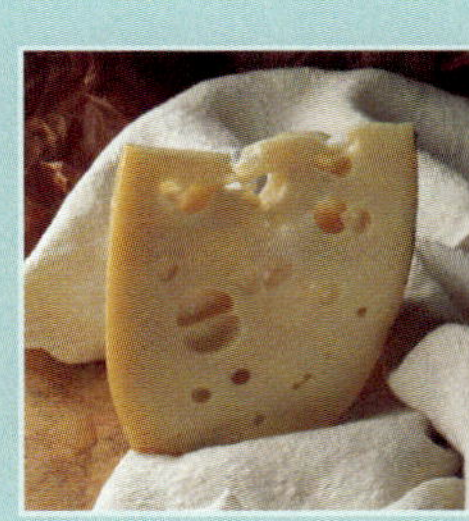

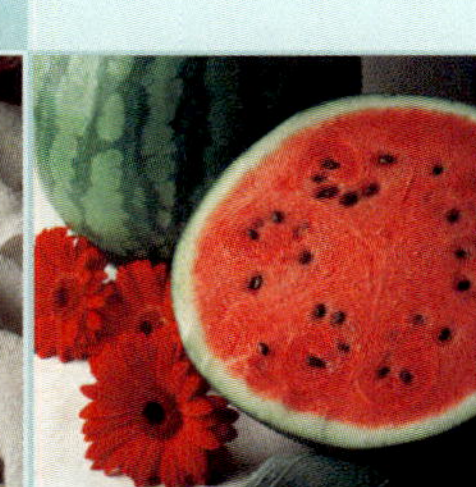

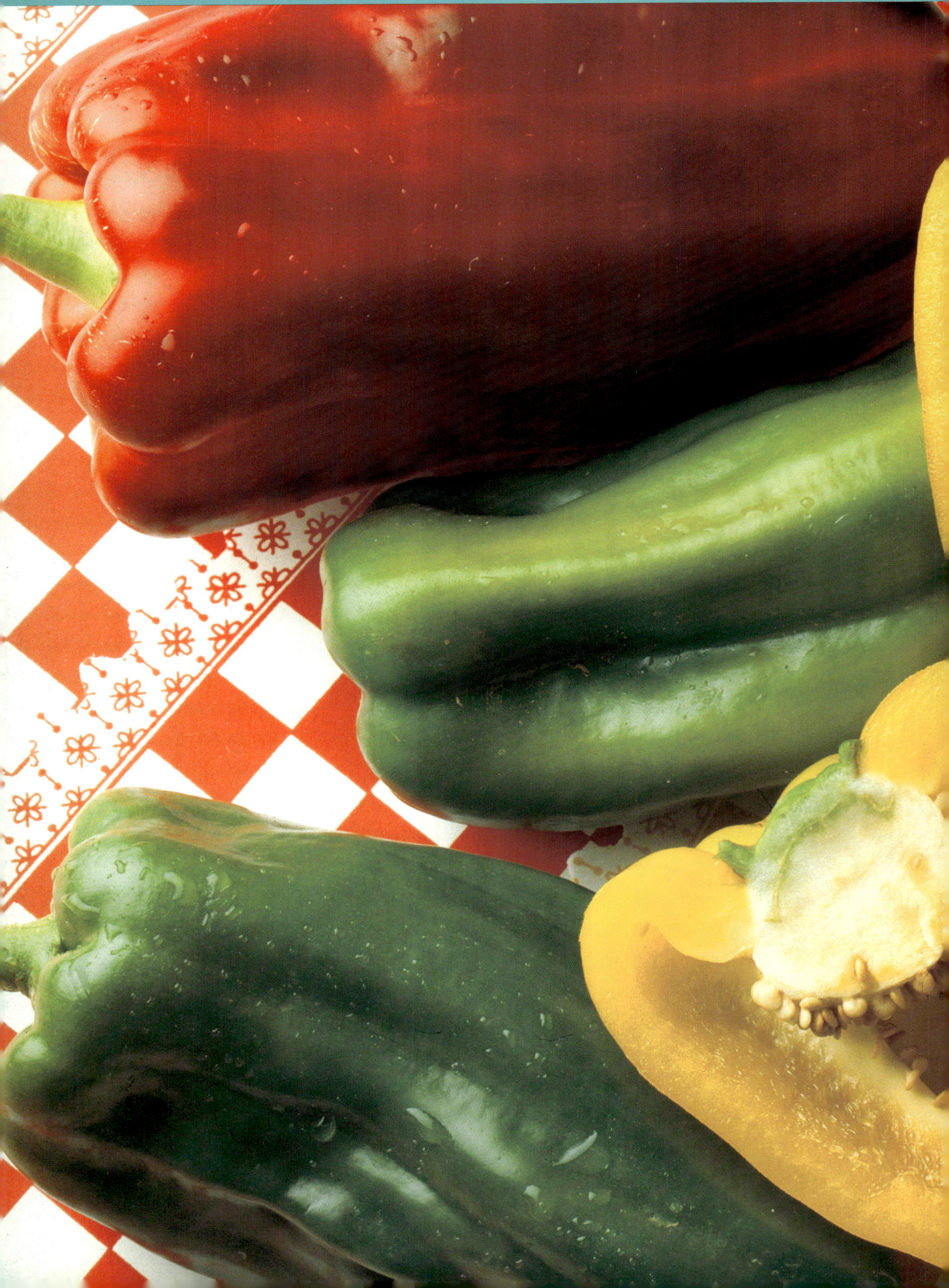

nutrição

AS ESTRELAS DA NUTRIÇÃO

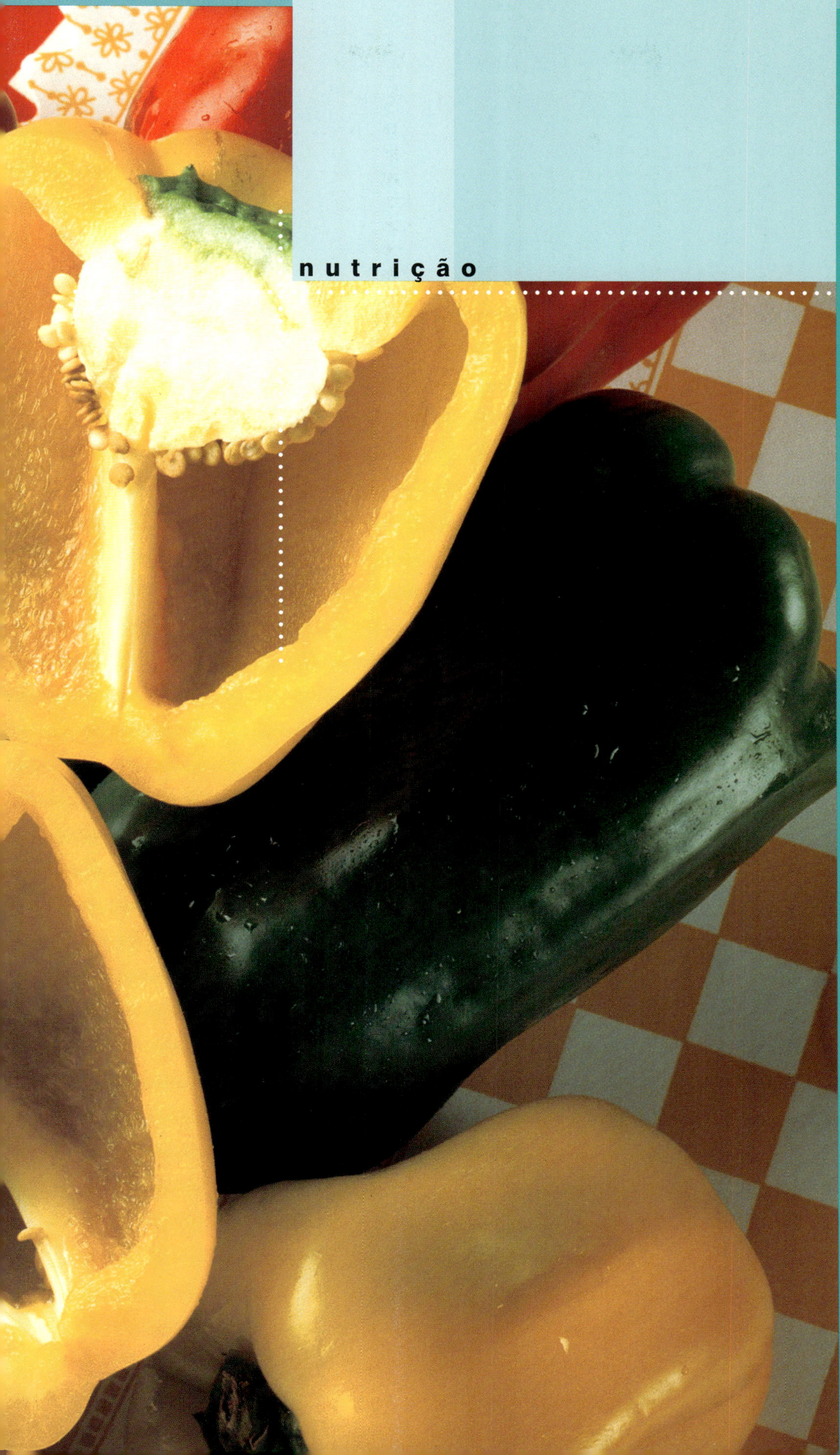

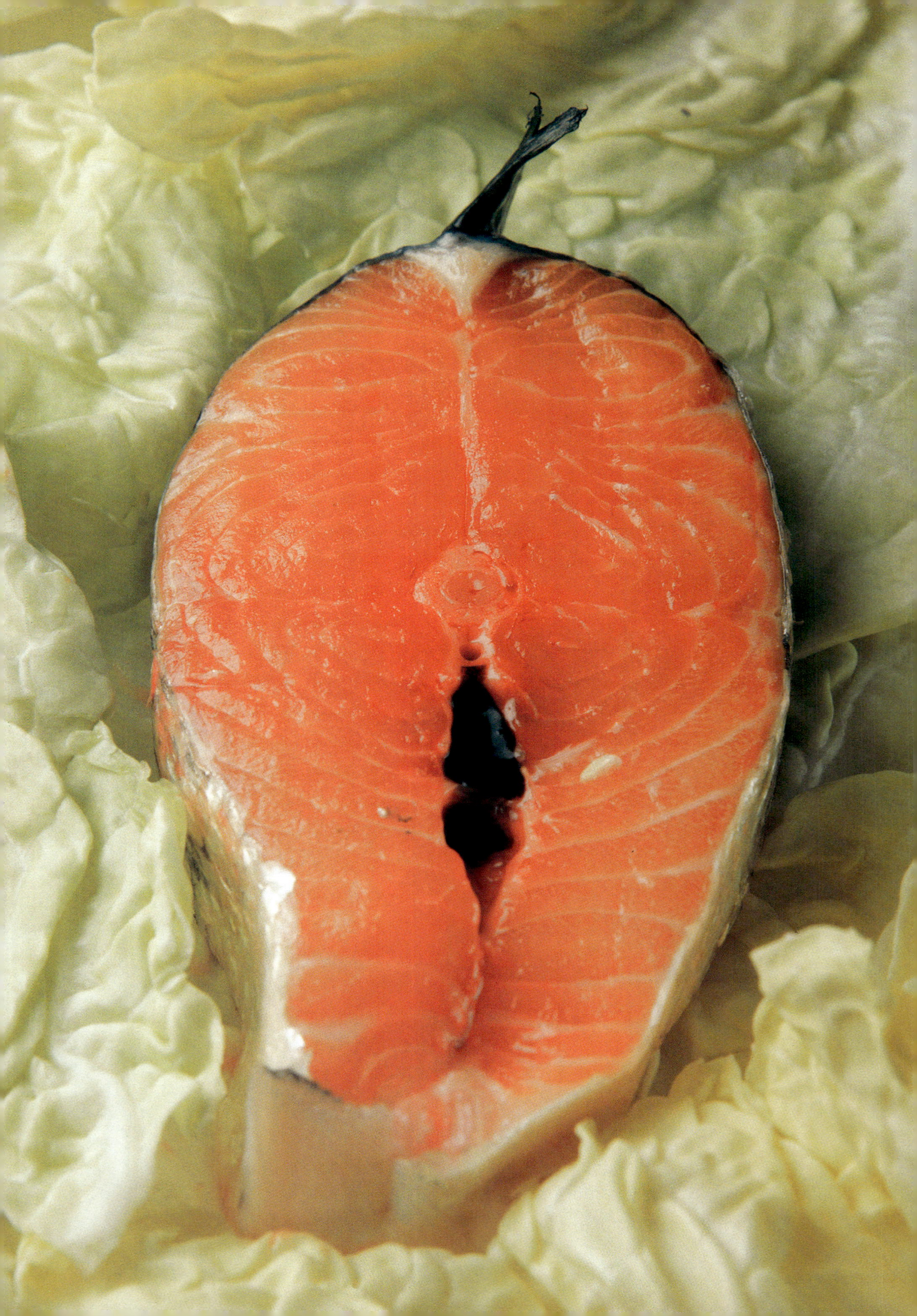

NUTRIÇÃO

CARBOIDRATOS, GORDURAS E PROTEÍNAS

Com estruturas e funções tão distintas, por que estes nutrientes fazem parte de um mesmo grupo? A razão disso é serem os nutrientes de que necessitamos em maior quantidade. Portanto, a principal característica em comum é que devemos consumi-los diariamente em quantidades da ordem de várias dezenas de gramas. Assim, como veremos, cada um a seu tempo.

OS CARBOIDRATOS

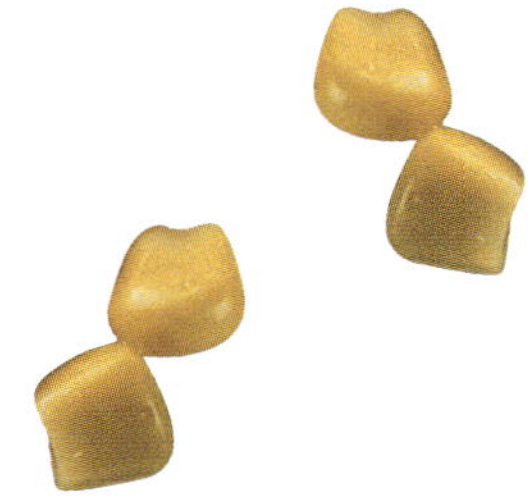

Alguns músculos em movimento, um coração batendo, o cérebro trabalhando a pleno vapor... de onde eles retiram a energia? Dos carboidratos, um combustível de fácil obtenção, elevado rendimento e muito econômico.

O QUE SÃO?

A energia do sol, a clorofila das plantas e o dióxido de carbono (CO_2) que elas respiram, eis os ingredientes básicos para elaborar uma das substâncias mais importantes para a vida. Na verdade, talvez o surpreenda, mas os carboidratos têm seu ponto de partida no reino vegetal; além disso, todos os demais seres vivos, de uma forma ou de outra, tiram proveito dele. Como nutriente nos alimentos, é encontrado em diferentes formas, que podemos classificar em dois grandes grupos: os açúcares e os polissacarídeos.

Os açúcares

Se você se satisfaz com o doce, agradeça aos açúcares, pois esta é, na verdade, uma das principais características destes carboidratos, os quais, por seu pequeno tamanho, também recebem o nome de carboidratos simples.
Uma forma de conhecê-los melhor é dividi-los em dois grandes subgrupos:

- os monossacarídeos e
- os dissacarídeos.

Os **monossacarídeos** são a forma mais simples em que se apresentam os carboidratos; entre eles, os dois mais importantes são a **glicose** e a **frutose**, que podemos encontrar nas frutas e no mel.

MEL E CASTANHAS

Outros dois alimentos, um de origem vegetal e outro de origem animal, merecem um comentário especial por sua elevada porcentagem de carboidratos: as castanhas e o mel. As primeiras, que em geral consumimos apenas em ocasiões específicas do ano, são um alimento saudável, com o qual podem ser preparadas refeições excelentes tanto do ponto de vista gastronômico quanto nutricional. O segundo, resultado do trabalho laborioso das abelhas, contém cerca de 80% de açúcares, razão de seu elevado teor energético; entretanto, o mel apresenta baixo teor de vitaminas e minerais, razão pela qual recomenda-se moderação em seu consumo.

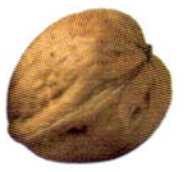

Os carboidratos são nossa maior fonte de calorias e sua deficiência provoca um consumo excessivo de gorduras ou de proteínas.

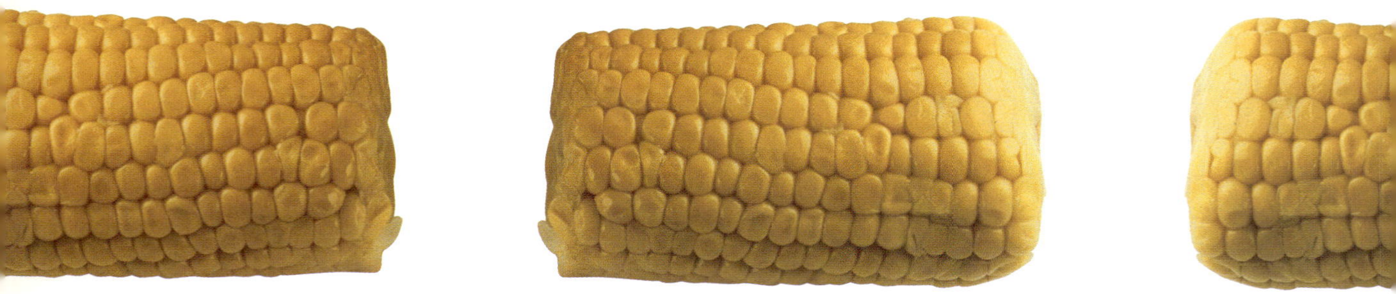

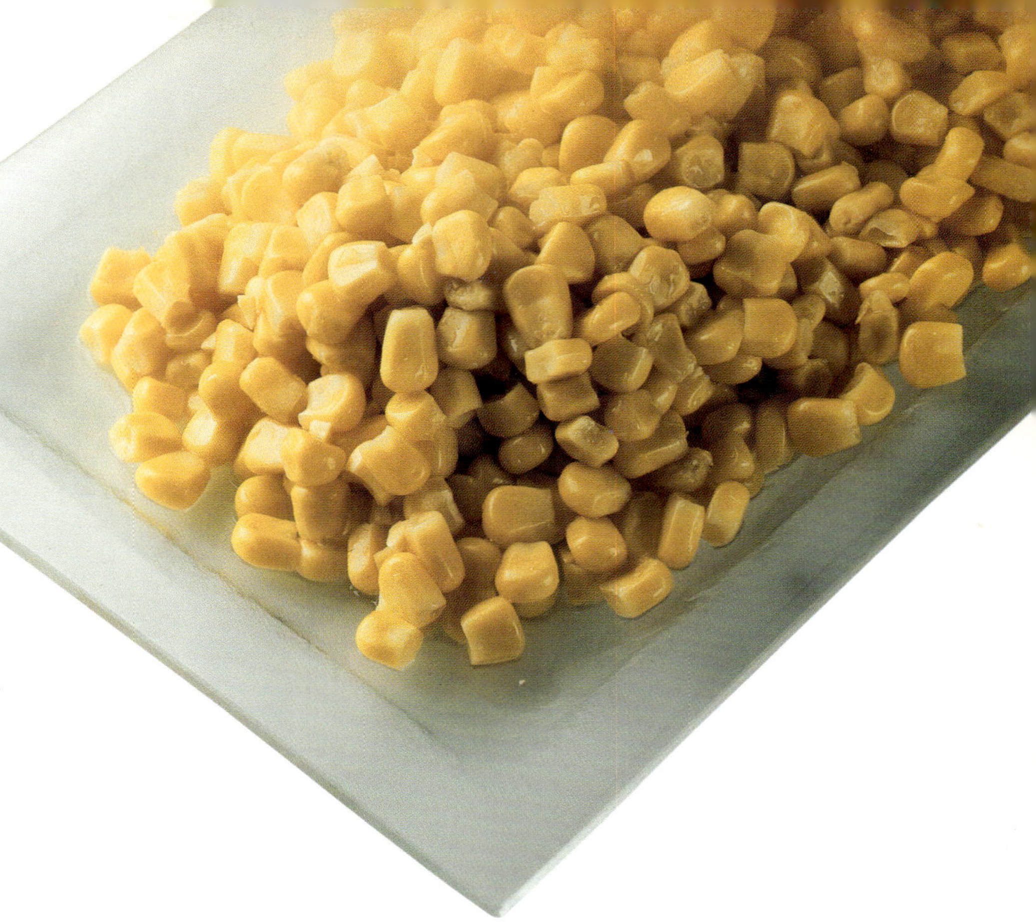

O milho, o arroz e o trigo são os três cereais de maior consumo no mundo.

Os **dissacarídeos**, como seu nome dá a entender, são o resultado da união de dois monossacarídeos; em nossos alimentos os dois dissacarídeos mais importantes são a **sacarose**, resultado da união da glicose e da frutose, e a **lactose**, que surge da união da glicose e da galactose. A sacarose é encontrada nas frutas, mas quando você consome açúcar, a está ingerindo em estado puro. A lactose também é conhecida como o açúcar do leite, pois, ainda que em pequenas quantidades, só se encontra neste alimento e em alguns de seus produtos derivados, como o iogurte.

Os polissacarídeos

Poli em grego significa "muitos". Isso nos dá uma boa dica sobre as características deste outro grande grupo de carboidratos: diferentemente dos açúcares, nos encontramos diante de substâncias de grande tamanho, formadas pela união de muitas unidades pequenas. O polissacarídeo digerível mais importante é, sem dúvida, o **amido**, uma molécula grande formada pela união de centenas de unidades de glicose. O amido é o carboidrato de reserva dos alimentos de origem vegetal, daí ser abundante em cereais, legumes e batatas.

Você já ouviu falar em fibra? Claro que sim, uma vez que se trata de um conceito bastante popular. A maioria dos componentes da fibra são polissacarídeos, mas, diferentemente do amido, nosso tubo digestivo não pode digeri-los. Da fibra e de suas funções trataremos mais adiante.

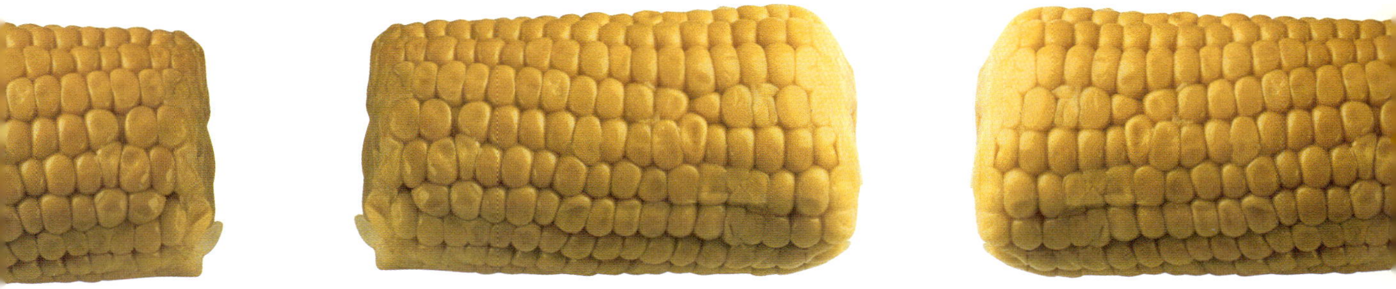

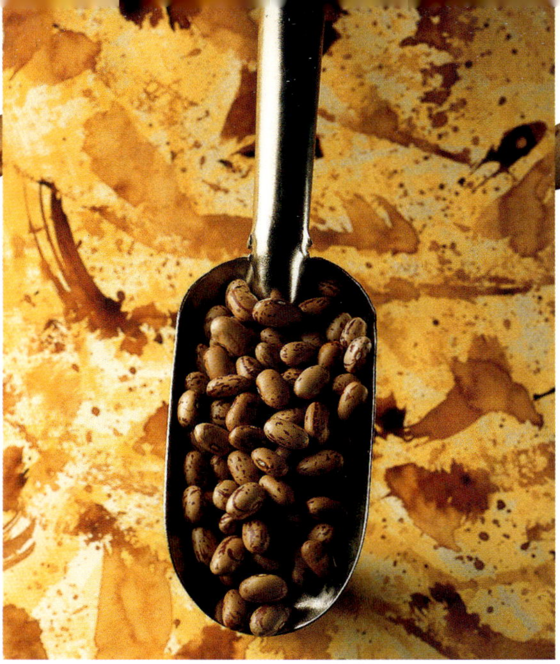

SUAS FUNÇÕES

Energia, energia e mais energia... Nos fornecer energia é a função mais importante dos carboidratos. O papel primordial cabe sobretudo à glicose, que, após o processo de digestão e de algumas reações celulares, se transforma em uma grande estrela.
Todas as células de nosso organismo podem obter energia da glicose. Os milhões de células nervosas ou neurônios de nosso cérebro consomem glicose sem parar, até 100-120 g diárias; os glóbulos vermelhos, encarregados do transporte de oxigênio às células, a utilizam como único combustível e nossos músculos necessitam dela quando devem contrair-se com intensidade.

Pequenas reservas

Se os vegetais são capazes de armazenar glicose na forma de amido, podemos fazê-lo na forma de glicogênio. Trata-se, sem dúvida, de pequenas quantidades, que podemos encontrar no fígado, entre 80 e 100 g, e nos **músculos**, entre 300 e 400 g. Uma elevada necessidade de glicose e uma pequena reserva em nosso organismo têm uma clara conseqüência: devemos consumir carboidratos com freqüência se não quisermos ficar sem este precioso combustível. Do contrário, nosso organismo produzirá a glicose indispensável a partir de nossas próprias proteínas e, para isso, destruirá nossos tecidos.

Energia sim, mas em que quantidade?

Qual é a quantidade de energia que podemos obter dos carboidratos? De forma amplamente consensual aceita-se que nos proporcionem **4 calorias por grama**. Este dado nos permite calcular a energia que vamos obter dos carboidratos dos alimentos, pois basta multiplicar os gramas que estes contêm por quatro. Por exemplo, 100 g de açúcar, que na prática são 100 g de carboidratos (sacarose), nos proporcionarão 400 calorias.

DE QUANTOS CARBOIDRATOS PRECISAMOS?

Atualmente, aceita-se, sem discussão, que os carboidratos devem nos proporcionar a maior parte da energia de que necessitamos. Uma dieta saudável deve obter entre 50 e 60% das calorias deste tipo de nutrientes. Na prática, isto significa que se as necessidades energéticas diárias de uma pessoa são de 2.000 calorias, entre 1.000 e 1.200 devem ser provenientes dos carboidratos, o que, traduzido em gramas, representa entre 250 e 300 g.

Muito amido e poucos açúcares

As recomendações sobre os carboidratos não terminam na fixação das quantidades totais que devemos consumir. Isso porque, para os diferentes tipos, há também recomendações distintas. Assim, aos açúcares corresponde uma pequena porcentagem que não deve superar 10% do total energético diário; o restante das calorias reservadas aos carboidratos, que consumimos todos os dias (ou seja, entre 40 e 50%) devem provir do amido. Em suma, os alimentos ricos em amido, como os cereais, os legumes e as batatas, devem constituir a base de nossa alimentação.

Recomendações válidas para todos

As recomendações que acabamos de indicar são válidas para todo o ciclo de vida, ou seja, da infância à terceira idade. Também devem ser seguidas em situações especiais, como na gravidez e na lactação, e principalmente no caso de esportistas, pois os carboidratos são a autêntica "gasolina" dos músculos, como bem sabem todas as pessoas que praticam esporte regularmente. Ao mesmo tempo, estas recomendações são válidas para a maioria das dietas terapêuticas, como no caso de obesidade, de hipertensão, de colesterol alto e, atualmente, até mesmo no de diabetes.

10 CONSELHOS PARA UMA ALIMENTAÇÃO SAUDÁVEL

1 Quer que sua dieta seja equilibrada? Então tente incluir em todas as suas refeições alimentos ricos em carboidratos. O melhor é fracionar a ingestão deles ao longo do dia.

2 Muito importante é a presença de carboidratos no café-da-manhã, momento em que é necessário repor as reservas corporais dos carboidratos utilizados, em grande parte, durante o jejum noturno. Para este momento do dia, é excelente o consumo de frutas e cereais.

3 As frutas contêm uma quantidade considerável de açúcares, mas, ao mesmo tempo, nos fornecem muitos e importantes nutrientes. Por isso recomenda-se seu consumo diário, de duas a quatro porções de aproximadamente 150 g cada uma.

4 Os legumes contêm quantidades significativas de carboidratos e também de proteínas vegetais, vitaminas, minerais e fibras. Recomenda-se seu consumo de duas a quatro vezes por semana, de preferência no almoço.

5 "Pão engorda." Com certeza, você já ouviu isso inúmeras vezes, mas não é verdade. Seu consumo diário, de 100 a 150 g, é uma boa garantia para a obtenção de um adequado equilíbrio nutricional.

6 As massas alimentícias são uma boa fonte de carboidratos e podem agradar muito, principalmente às crianças. Podemos consumi-las duas ou três vezes por semana.

7 As batatas são um excelente alimento. A melhor maneira de consumi-las é ao forno, ao vapor ou cozidas. O menos aconselhável, porém o mais comum, são as batatas fritas.

8 Devemos evitar o consumo exagerado de açúcar. Uma dieta bem planejada para uma pessoa saudável pode conter de 20 a 30 g diárias de açúcar, levando-se em conta o açúcar puro e aquele que se ingere como parte integrante de outros alimentos.

9 No caso de se consumir açúcar e outros alimentos que o contêm, é melhor ingeri-los junto com outros alimentos – por exemplo, logo após o almoço, como sobremesa.

10 Nem tudo que é doce são açúcares e tem calorias. Alguns exemplos são a sacarina, o ciclamato e o aspartame, alguns dos edulcorantes não-calóricos que compõem muitos produtos alimentares. Mas isso não significa que seu consumo não esteja sujeito a restrições. Quanto menos consumirmos, melhor.

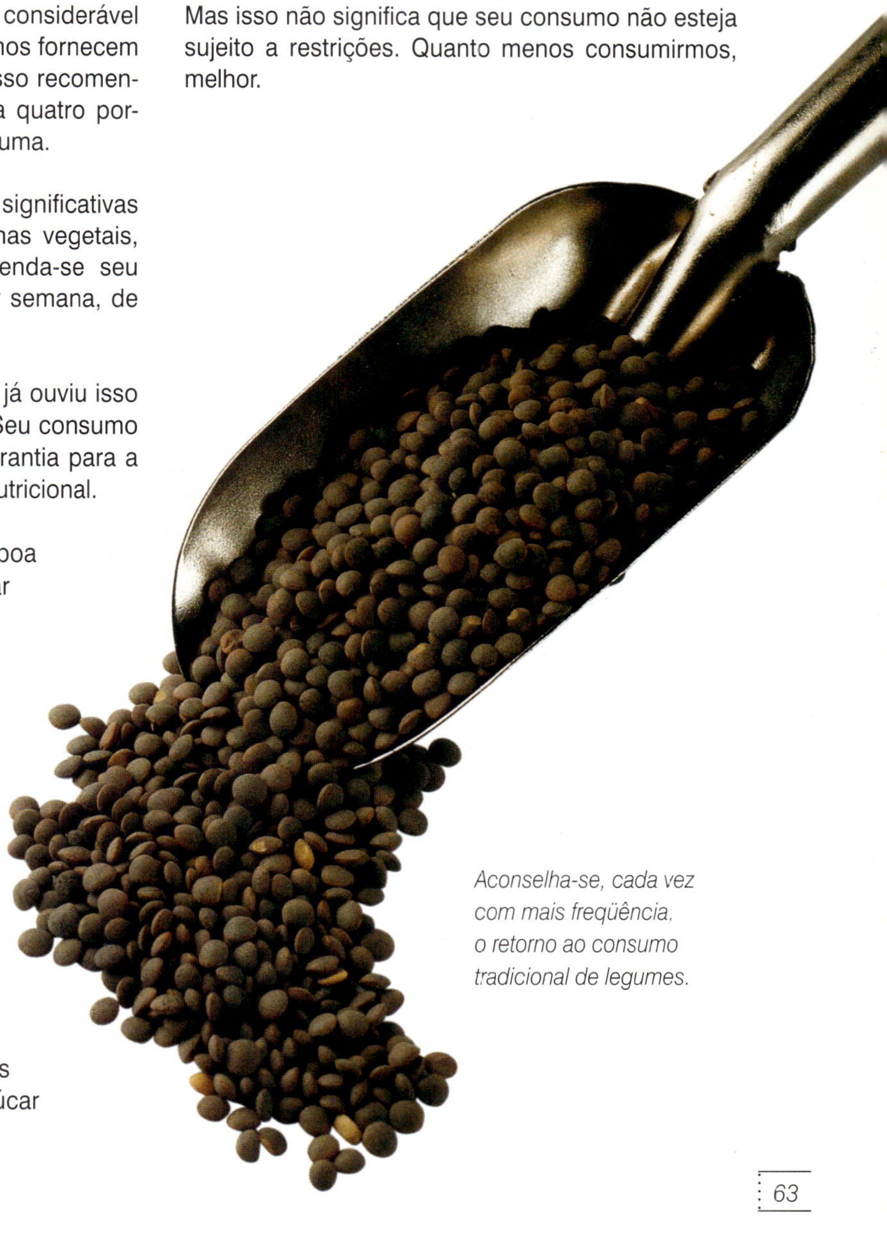

Aconselha-se, cada vez com mais freqüência, o retorno ao consumo tradicional de legumes.

EM QUE ALIMENTOS ELES SÃO ENCONTRADOS?

Os carboidratos não estão presentes em todos os alimentos. Se, por exemplo, você consome um filé de carne, peixe ou ovos, está ingerindo apenas alguns miligramas de carboidratos. Se, ao contrário, toma um copo de leite ou um iogurte, obterá alguns gramas de lactose, o chamado açúcar do leite, lembra-se? De fato, a presença de carboidratos no leite e em alguns de seus derivados constitui uma exceção entre os alimentos de origem animal, pois a maior parte dos carboidratos é encontrada nos alimentos de origem vegetal.

As melhores fontes são vegetais

Para comprová-lo, recomendamos a você um pouco de atenção na tabela à direita. Você não se surpreenderá, pois dissemos várias vezes que os cereais, os legumes e as batatas ocupam um lugar de destaque nesta tabela, graças a seu elevado teor de amido. Por outro lado, ainda que com teores variados, a maioria das frutas apresenta quantidades significativas de açúcares – por isso são doces. Quando essas frutas secam, por exemplo, os figos, as uvas, as ameixas etc., perdem boa parte de sua água (umidade), aumentando muito a porcentagem de seus açúcares, que podem então alcançar entre 40 e 70% de seu peso total.

O polêmico açúcar

Atualmente o consumo excessivo de açúcar não é resultado de um consumo elevado de frutas; o responsável por essa situação é nosso crescente apetite pelo açúcar, seja sozinho, seja como componente de numerosos produtos (doces, confeitos, bolos, sorvetes, geléias, refrescos etc.) que consumimos diariamente em quantidades muito elevadas. O açúcar, um alimento que não se encontra em estado puro na natureza, é sacarose quase pura. Ele proporciona um elevado número de calorias, mas, ao mesmo tempo, não fornece nenhum nutriente essencial, razão pela qual é considerado um protótipo do que se conhece como "calorias vazias".

O consumo de açúcar deve ser reduzido se desejamos nos alimentar de forma saudável e equilibrada.

As exceções, mais uma vez

Esperamos ter deixado perfeitamente claro que os alimentos vegetais são aqueles que nos proporcionam a maioria dos carboidratos de nossa dieta. Mas isso não significa que não haja entre eles alimentos com pequenas quantidades de carboidratos, ou até mesmo com nenhuma. No primeiro caso, ou seja, entre aqueles que têm muito poucos carboidratos, estão algumas hortaliças, como o pepino, a alface, a escarola e os aspargos, ou frutas como o limão. No segundo, entre os alimentos vegetais que não contêm nenhum carboidrato destacam-se em particular os óleos vegetais, pois nestes alimentos só encontramos gorduras extraídas de seus frutos ou sementes (azeitonas, girassol, soja, milho etc.)

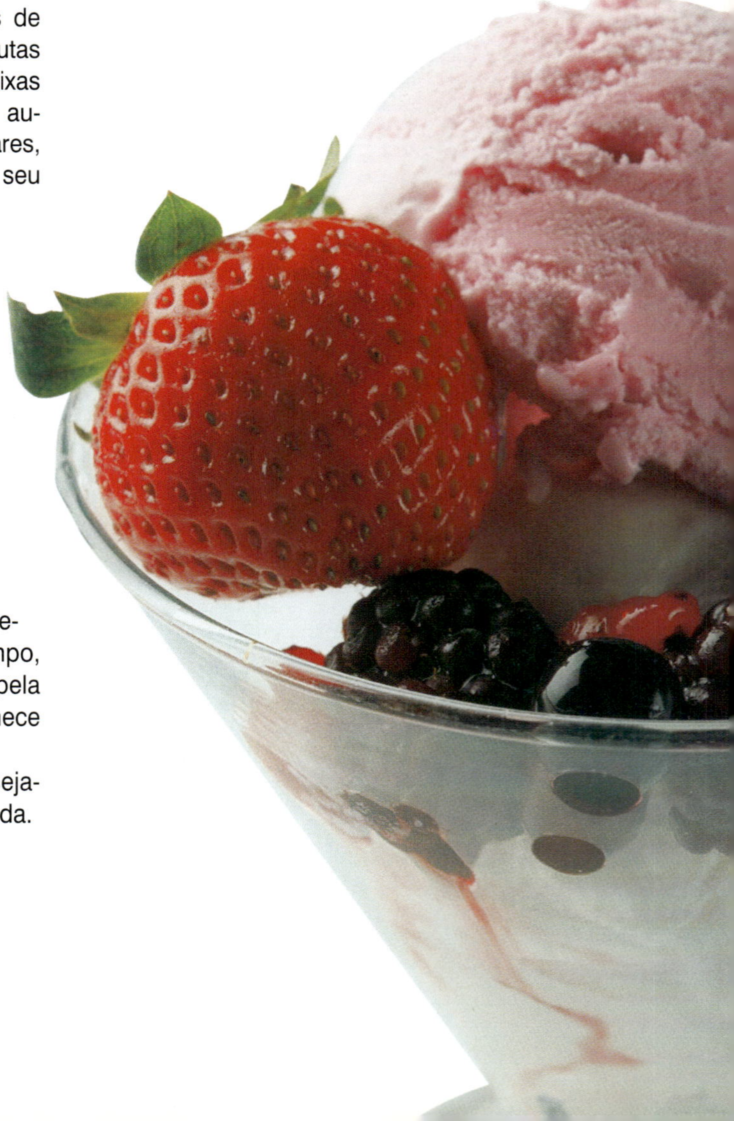

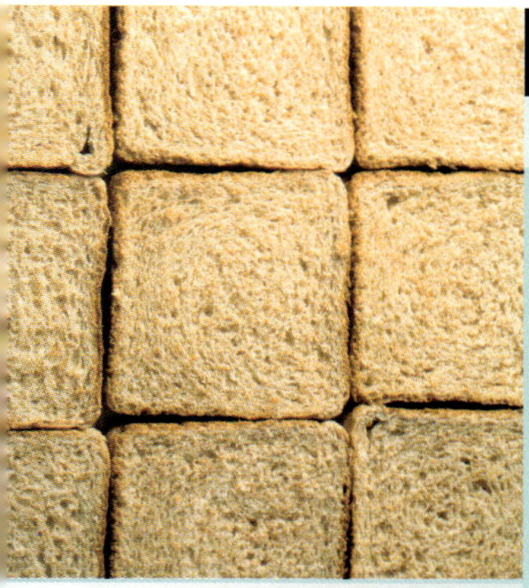

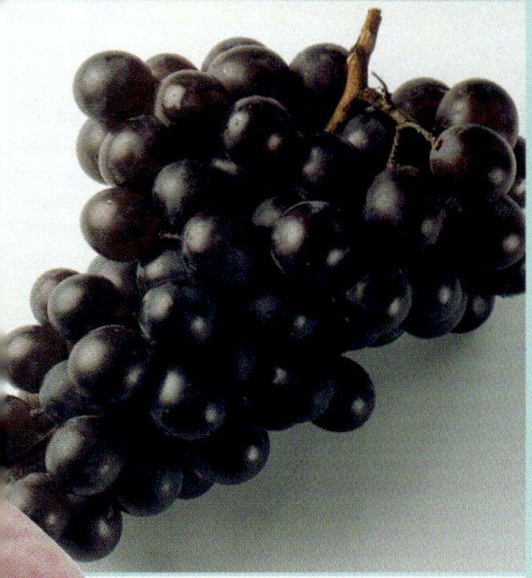

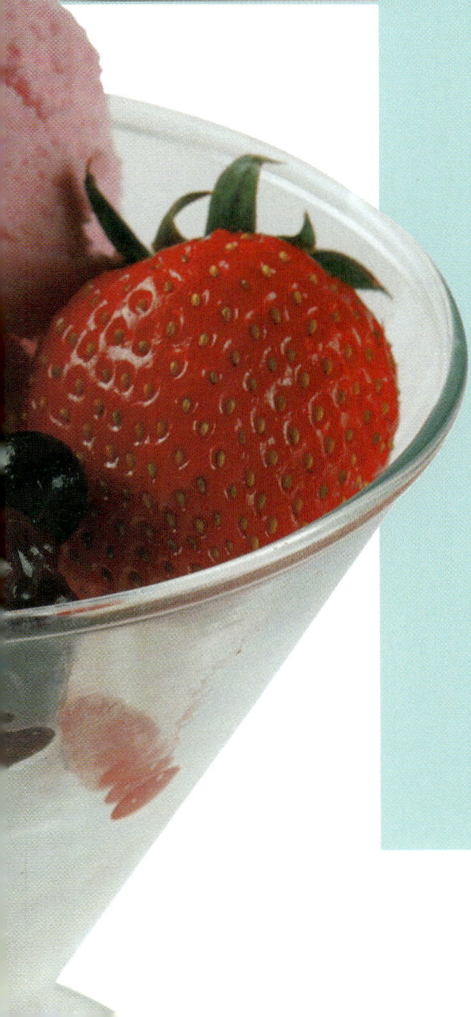

TEOR DE CARBOIDRATOS DE ALGUNS ALIMENTOS (g/100 g)

Açúcar	99,5
Arroz branco	86
Massas alimentícias	82
Farinha de trigo	80
Biscoitos	78
Mel	78
Arroz integral	77
Farinha de milho	76
Geléias	70
Passas	66
Pão branco	58
Chocolate	56
Grão-de-bico	55
Lentilhas	54
Figos secos	53
Feijões	52,5
Pão integral	49
Castanhas	40
Ameixas secas	40
Soja	23,5
Banana	20
Fruta-do-conde	20
Batatas	18
Uva	16
Figo	16
Cerejas	14
Ervilhas	13
Maçã	12
Abacaxi	11
Ameixa	11
Pêra	10,5
Damasco	9,5
Pêssego	9
Laranja	9
Cenoura	7
Melancia	6,5
Avelãs	5
Vagem	5
Leite	5
Iogurte natural	4
Amêndoas	3,5

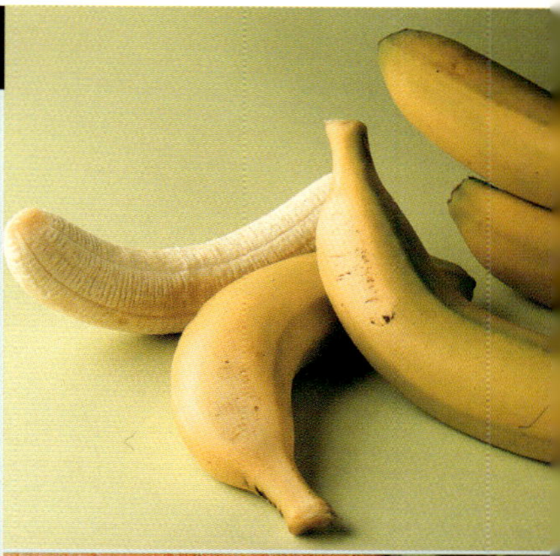

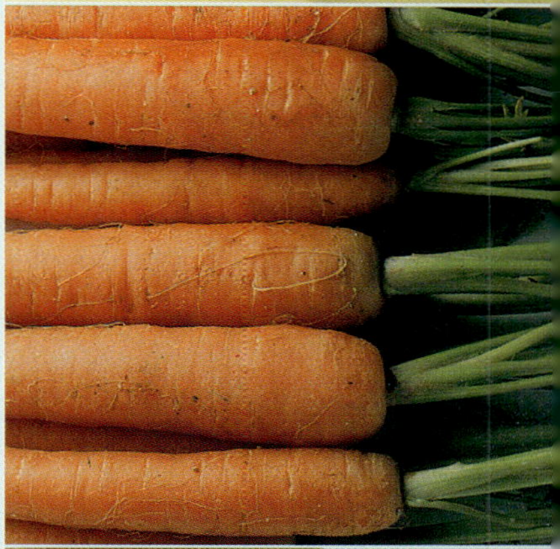

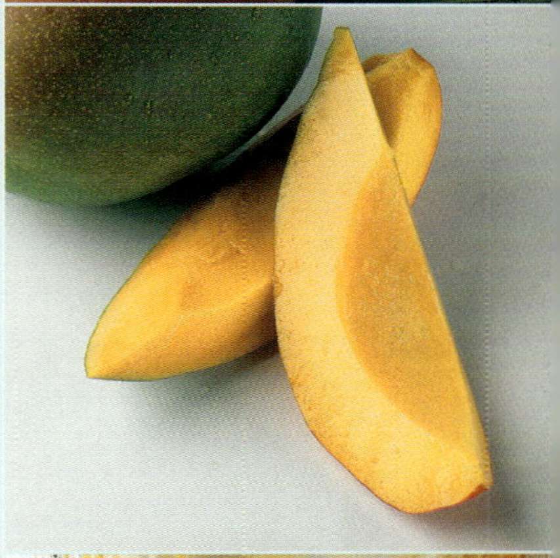

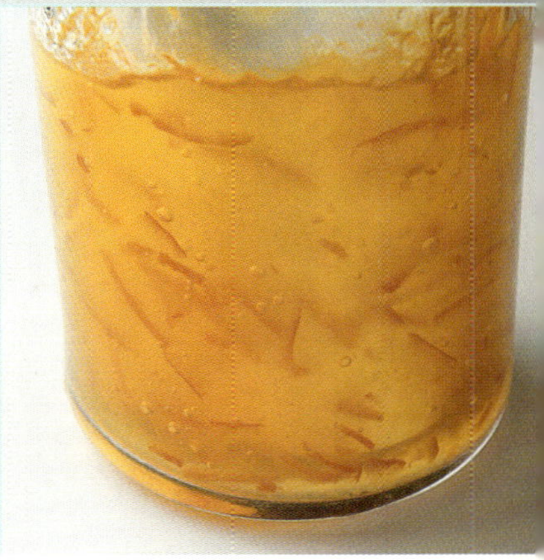

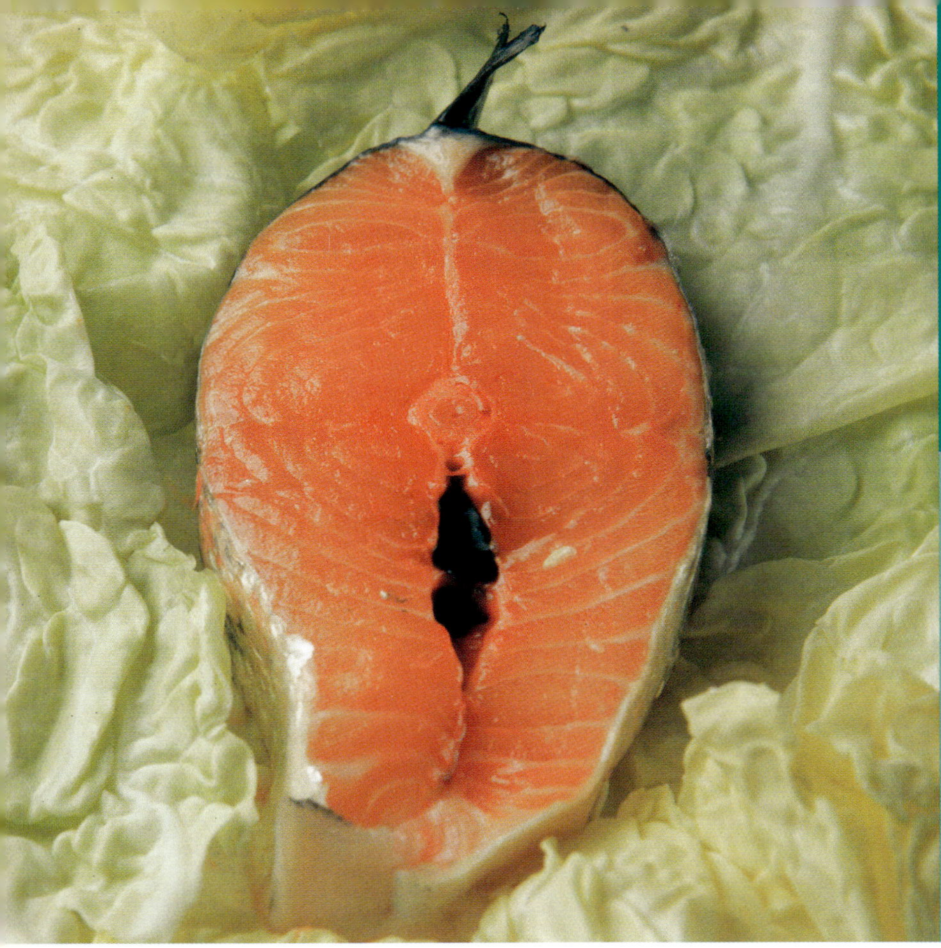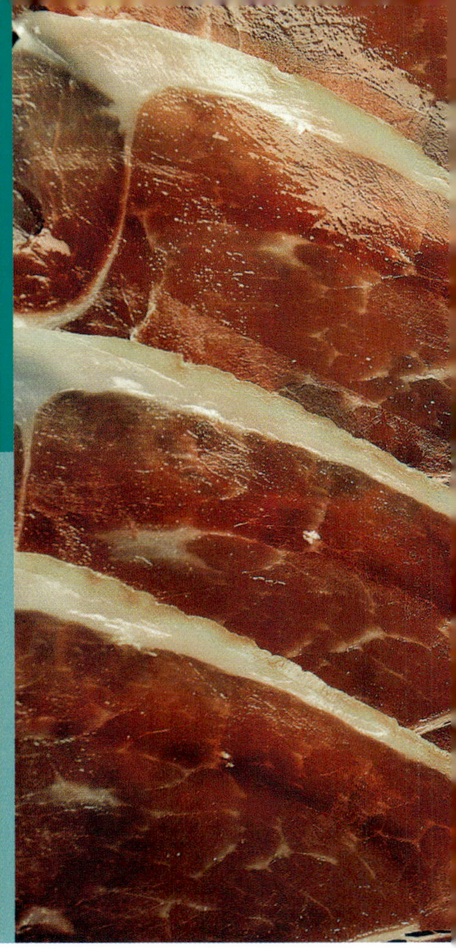

AS GORDURAS, MAIS QUE UMA RESERVA ENERGÉTICA

Por muitas e variadas razões, as gorduras foram sempre um tema que suscitou grande interesse. Atualmente, há que se admitir que temos diante delas grande ambigüidade: nos agradam, mas, ao mesmo tempo, as rejeitamos, porque o padrão corporal atual não as aceita. Isso cria situações difíceis que podem alterar nosso comportamento alimentar e pôr em perigo nosso equilíbrio nutricional.

O QUE SÃO?

Em função de fatores como cultura, tradição, atualidade, prazer alimentar e noções dietéticas, todos estamos muito familiarizados com as gorduras. Muito menos popular é o conceito de triglicérides; porém, do ponto de vista nutricional, são essencialmente a mesma coisa. Não obstante, triglicérides é um termo que nos oferece muitas pistas sobre o que são esses nutrientes e por isso nos interessa mencioná-los aqui. De alguma maneira a palavra já nos diz algo sobre a composição das gorduras, constituídas por duas substâncias diferentes: de um lado, o glicerol, e do outro, unidos a ele, três ácidos graxos (lembre-se: tri-glicérides).

A importância dos ácidos graxos

Eles são os componentes principais das gorduras e, a partir de uma de suas características, podemos fazer uma classificação de vital importância. Referimo-nos às chamadas **duplas ligações**, um tipo de união característica entre seus elementos. Neste ponto, devemos pedir a você que tenha conosco um pouco mais de paciência, pois sabemos que não se trata de um assunto simples, mas sua importância o justifica. Vamos dar então um passo adiante. A presença ou a ausência de duplas ligações nos permite classificar os ácidos graxos em dois grandes grupos:

Ácidos graxos saturados. Não contêm duplas ligações.

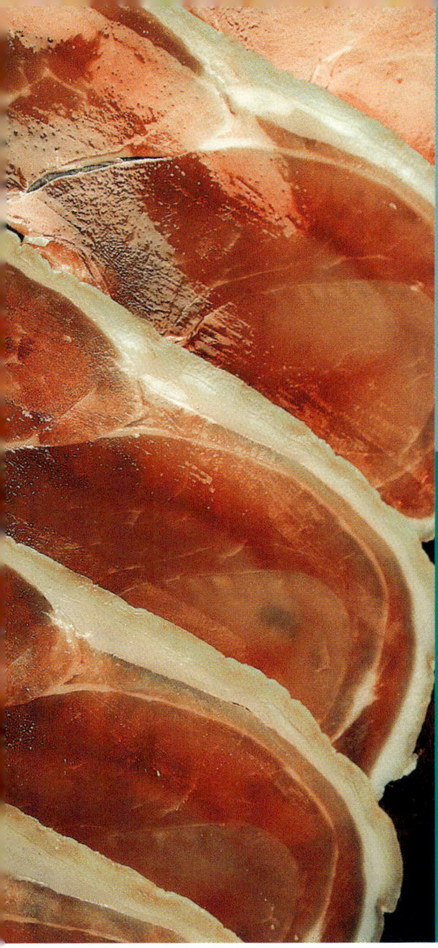

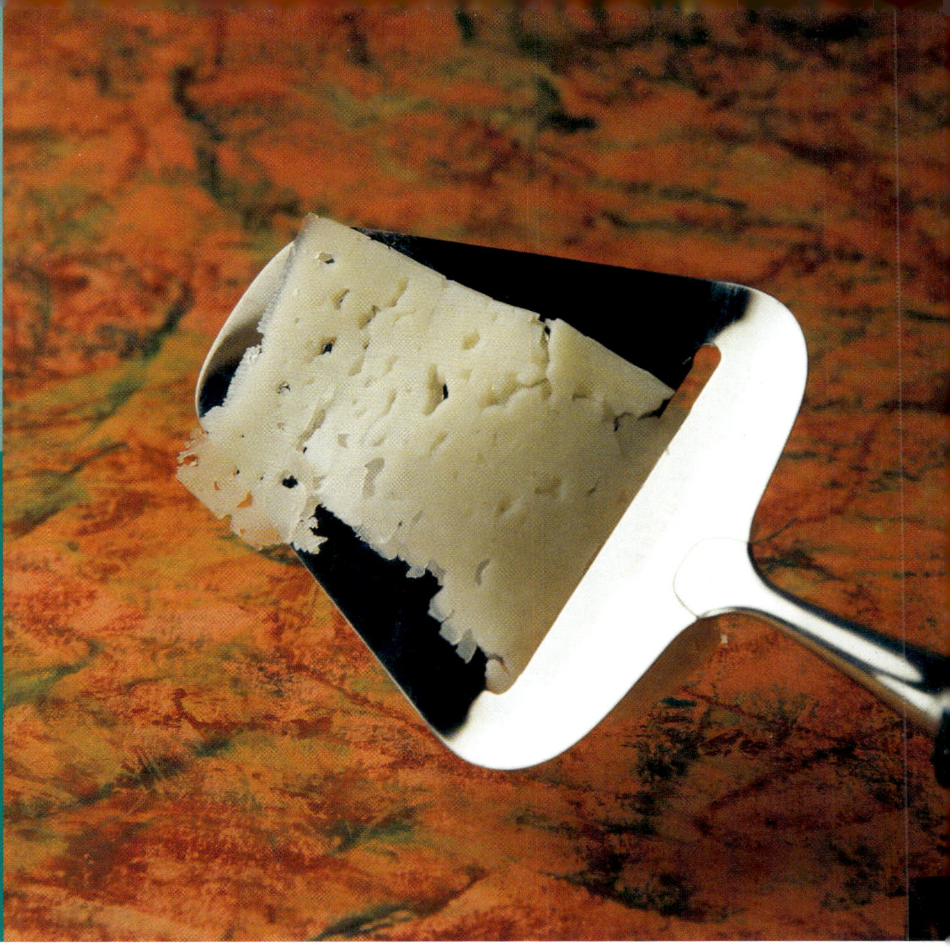

Ácidos graxos insaturados. Contêm duplas ligações. No caso de conterem apenas uma dupla ligação, os ácidos graxos são chamados **monoinsaturados** e, se contêm duas ou mais, são chamados **poliinsaturados**.

Misturas de ácidos graxos

Nos alimentos que ingerimos, normalmente não encontramos apenas um tipo de ácidos graxos, mas uma mescla deles. Na prática, portanto, não há alimentos que contêm apenas gorduras saturadas ou gorduras insaturadas. O que existe é o predomínio de umas ou de outras e, dessa maneira, as recomendações são feitas de acordo com as respectivas porcentagens de gorduras que contêm. Quando dizemos, por exemplo, que um alimento é rico em gorduras saturadas, referimo-nos ao fato de que entre os diferentes ácidos graxos que ele contém muitos são saturados. Se, ao contrário, dizemos que o óleo é rico em gorduras insaturadas é porque, do total de ácidos graxos que ele contém, muitos deles são insaturados.

OS ÁCIDOS GRAXOS INSATURADOS MAIS IMPORTANTES

O ácido graxo monoinsaturado mais importante é o ácido oleico, principal componente do azeite de oliva. Por outro lado, entre os ácidos graxos poliinsaturados, encontramos os dois únicos ácidos graxos que, na atualidade, são considerados essenciais: o ácido linoléico e o ácido linolênico. A este último grupo pertencem também dois outros componentes de destaque: o EPA e o DHA, presentes no peixe.

SUAS FUNÇÕES

As gorduras desempenham uma função energética de extraordinária importância para o organismo. Por um lado, é o nutriente que fornece maior quantidade de calorias por grama, até um total de nove, ou seja, mais do que o dobro dos carboidratos, o outro grande combustível energético. Mas, além disso, são capazes de armazenar-se em quantidades significativas em um tecido especializado, o tecido adiposo.

Na teoria, essas reservas de gordura poderiam **proporcionar calorias** suficientes para abastecer as necessidades energéticas de uns dois meses, mas na prática isso não acontece, pois as gorduras têm suas limitações como combustível.

Energia sim, mas não para tudo

Você se lembra de quando falamos da glicose e dissemos que era um combustível que todas as nossas células poderiam utilizar? Pois bem, este não é o caso das gorduras, já que há determinadas células e tecidos que não podem obter energia a partir delas. E não pense que se trata de células pouco importantes, pois entre elas estão os glóbulos vermelhos e os neurônios, que obtêm sua energia exclusivamente por meio da glicose.

Uma função estrutural

Além de fornecerem energia, as gorduras também desempenham uma função estrutural de extraordinária importância. Nesse sentido, os ácidos graxos são um componente essencial das membranas de todas as nossas células, membranas estas, vale lembrar, decisivas para a vida das células.

QUANTAS GORDURAS DEVEMOS CONSUMIR?

Apesar de atualmente se anunciar em alto e bom som que alguns alimentos contêm 0% de gordura, o que nos interessa na verdade é saber que uma dieta não pode ser equilibrada se não contém determinada porcentagem de gorduras. Isto porque, além de ser um combustível muito eficaz, apenas com seu aporte podemos obter os ácidos graxos essenciais, cuja deficiência causa doenças carenciais.

Além disso, um aporte adequado das vitaminas lipossolúveis (A, D, E e K) exige o consumo diário de gorduras de no mínimo 15% do valor calórico total, pois do contrário tanto a ingestão destas vitaminas quanto sua absorção intestinal podem se tornar deficientes.

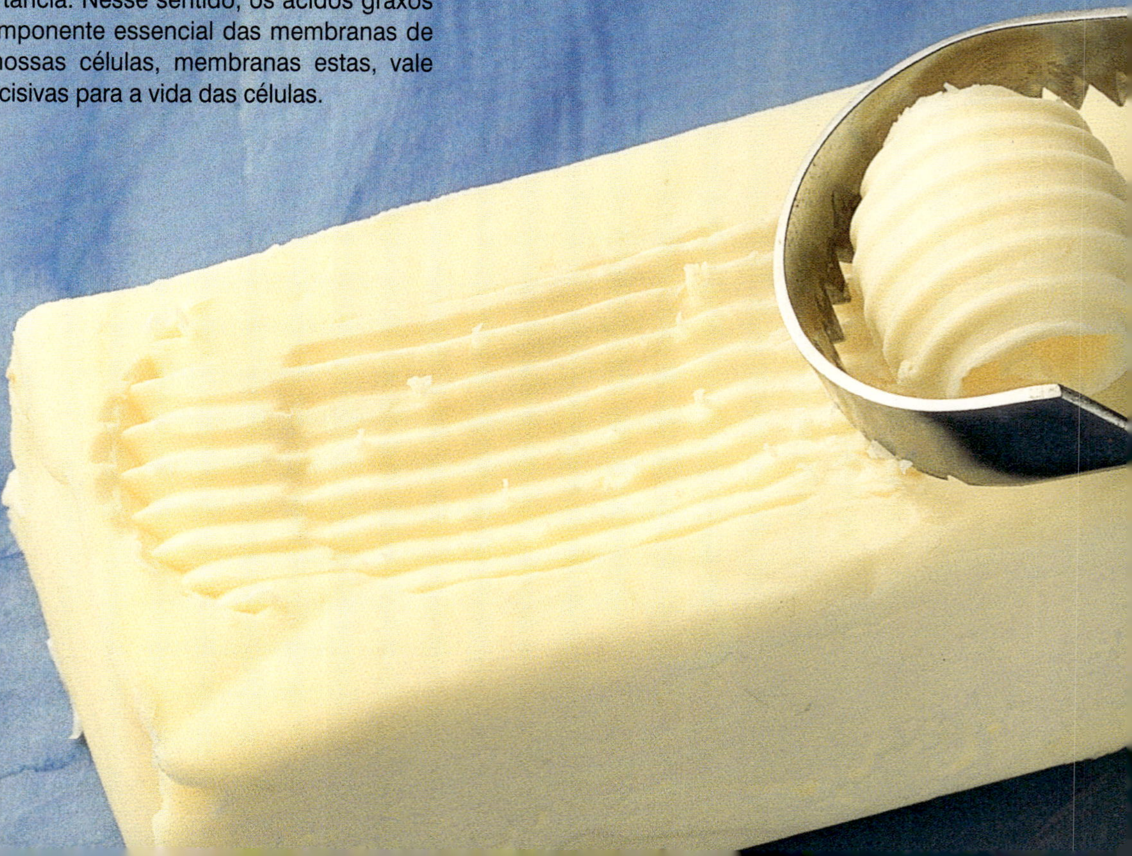

As propostas atuais

A recomendação atual de consumo de gorduras está acima dos mínimos realmente necessários, na tentativa de aproximar-se, sem riscos, dos hábitos alimentares da população. Por esta razão, existe um amplo consenso que recomenda que o consumo diário de gorduras esteja entre 30 e 35% do total das calorias diárias. Dessa forma, para uma pessoa cujas necessidades energéticas sejam de 2.200 calorias diárias, um valor habitual, a quantidade de gorduras em gramas que ela deverá consumir por dia oscilaria entre 74 e 86 g.

Em quantidade e qualidade

Assim como já mencionamos ao falarmos dos carboidratos, o importante não é só a quantidade total que se ingere, mas também o tipo de gorduras que consumimos. Nesse sentido, atualmente recomenda-se que tanto as gorduras saturadas quanto as poliinsaturadas forneçam entre 7 e 10% das calorias totais e o restante, até chegar aos 30 a 35% indicados anteriormente, correspondam às gorduras monoinsaturadas, que são, até o momento, aquelas com menos restrições.

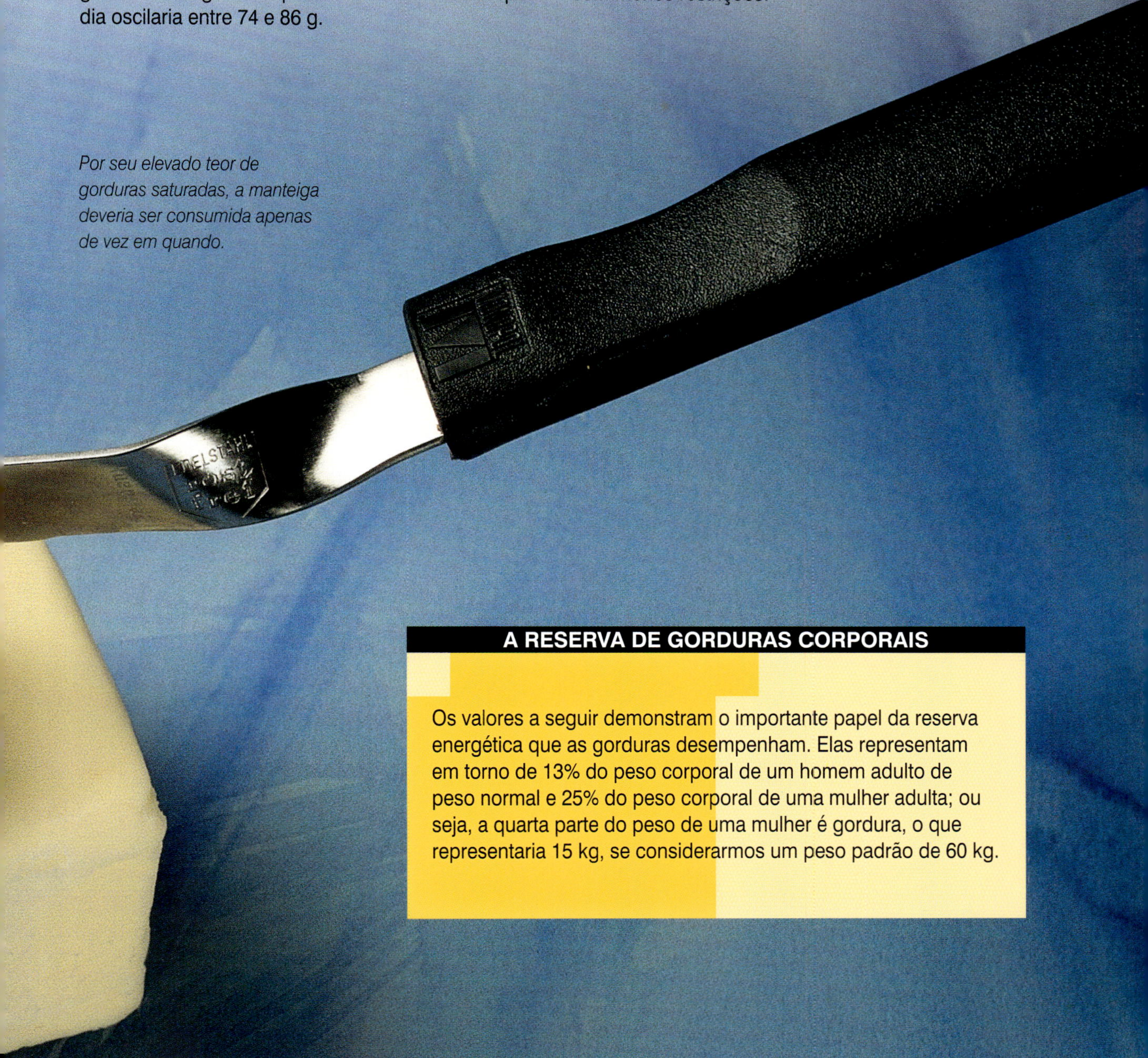

Por seu elevado teor de gorduras saturadas, a manteiga deveria ser consumida apenas de vez em quando.

A RESERVA DE GORDURAS CORPORAIS

Os valores a seguir demonstram o importante papel da reserva energética que as gorduras desempenham. Elas representam em torno de 13% do peso corporal de um homem adulto de peso normal e 25% do peso corporal de uma mulher adulta; ou seja, a quarta parte do peso de uma mulher é gordura, o que representaria 15 kg, se considerarmos um peso padrão de 60 kg.

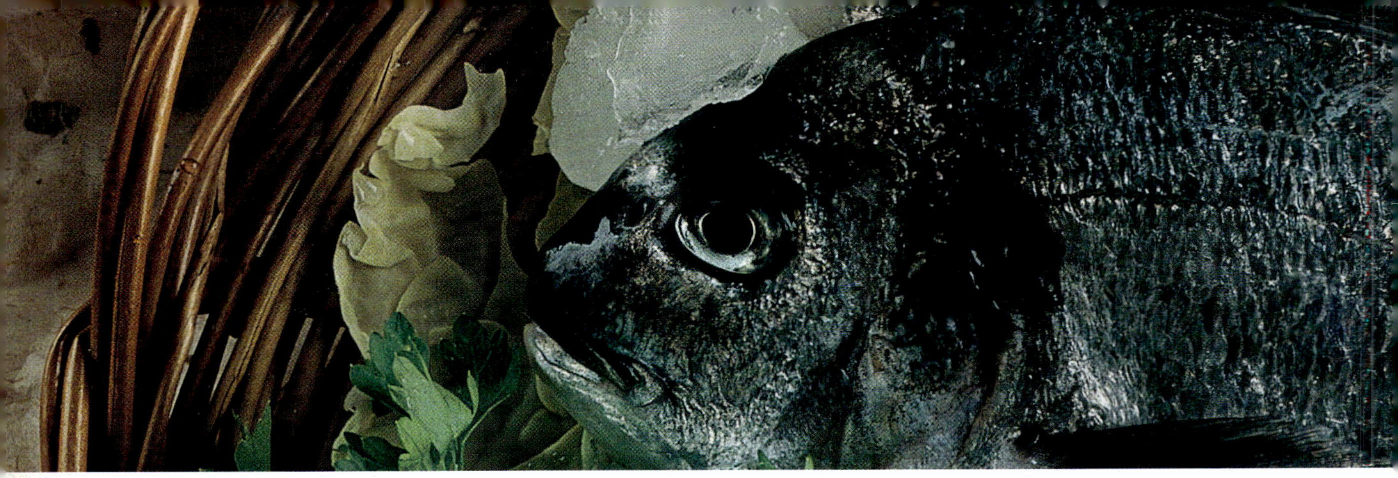

AS GORDURAS NOS ALIMENTOS

A quantidade de gorduras que os diferentes alimentos contêm é muito desigual e abrange todas as porcentagens possíveis, desde 0%, por exemplo em muitas frutas, a até quase 100%, como nos óleos vegetais. Entretanto, esta enorme variação não se refere apenas à quantidade, mas também à qualidade, isto é, ao tipo de ácidos graxos que compõem essas gorduras. Por isso, há alimentos, como os produtos lácteos, que contêm predominantemente gorduras saturadas, enquanto outros, como os óleos vegetais ou as sementes oleaginosas (amêndoa, avelã etc.), são ricos em gorduras insaturadas.
Ambos os aspectos, quantidade e qualidade, são essenciais para se obter um equilíbrio nutricional adequado, razão pela qual devemos conhecer as características dos alimentos que consumimos. A tabela na próxima página lhe oferece algumas informações a respeito.

De origem vegetal
Importantes grupos de alimentos básicos, como as frutas, as hortaliças, os legumes (sendo a soja uma notável exceção), os cereais e as batatas, apresentam teores baixos ou muito baixos de gordura. Todos esses alimentos de origem vegetal são os que aconselhamos que componham a base de nossa alimentação. A exceção mais importante, por seu teor de gorduras, são os óleos vegetais. São praticamente 100% de matéria gordurosa, mas, por seu perfil favorável de ácidos graxos, são considerados gorduras saudáveis. Por isso a recomendação geral de incluí-los diariamente em nossa alimentação em quantidades de 30 a 50 g (3 a 5 colheres de sopa), dando-se preferência, na medida do possível, ao azeite de oliva.

De origem animal
No que se refere aos alimentos básicos de origem animal, também as porcentagens de gorduras são variáveis, mas um traço essencial comum que os distingue em relação aos alimentos de origem vegetal é sua maior porcentagem de gorduras saturadas, excetuando-se o peixe. Assim, por exemplo, no leite e em todos os seus derivados, a proporção de gorduras saturadas

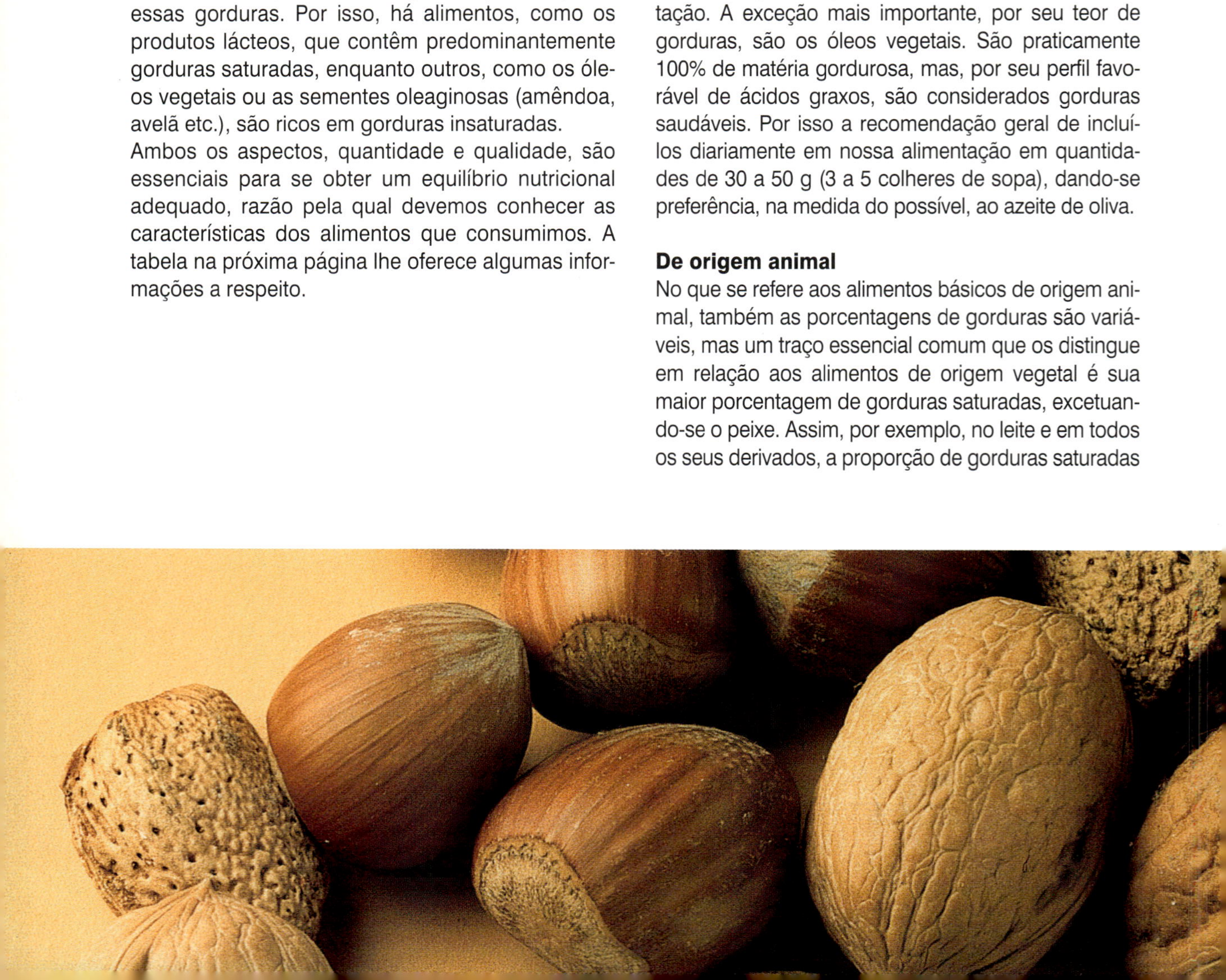

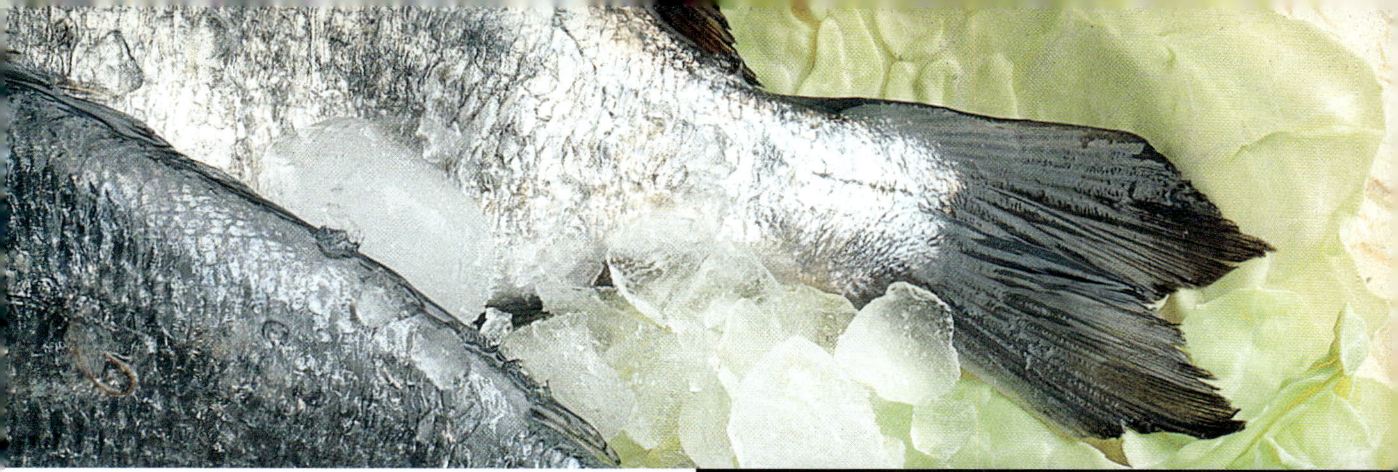

supera em muito as insaturadas e, ainda que em menor quantidade, isso também se verifica em relação às carnes. Por isso, a recomendação habitual para que se consumam preferencialmente alimentos lácteos desnatados e carnes magras.
O contrário ocorre com o peixe, no qual predominam não só as gorduras insaturadas, mas também quantidades variáveis de um tipo de ácidos graxos muito insaturados (como o EPA ou o DHA), aos quais se atribuem propriedades favoráveis para manter a saúde cardiovascular.

Outros alimentos
As principais fontes de gorduras em nossa alimentação não se resumem aos alimentos básicos que acabamos de mencionar. Há muitos outros alimentos, com valor nutricional muito inferior, que contêm elevados teores de gorduras, cujo perfil é muito pouco favorável, dada sua elevada porcentagem de gorduras saturadas.
Esta é precisamente uma das razões mais importantes para que se faça um consumo moderado. Muitos produtos de confeitaria, tortas doces e salgadas, sorvetes, margarinas e manteiga são bons exemplos.

TEOR EM GORDURAS TOTAIS E GORDURAS SATURADAS DE ALGUNS ALIMENTOS

Alimento (100 g)	**Gorduras totais** (g)	**Gorduras saturadas** (g)
Azeite de oliva	99,9	14
Óleo de girassol	99,9	13
Manteiga	83	50
Nozes	59	6,4
Avelãs	54,5	4
Amendoim	49	9,2
Chocolate ao leite	30,5	18
Azeitonas pretas	30	4,2
Queijo mussarela	29	17
Salsichas	27	10,4
Croissant	15,2	10,2
Abacate	12	1,4
Atum	12	3
Ovo	11	3,5
Carne magra de porco	8,3	3,2
Sardinha	7,5	2,6
Requeijão	4	2,7
Leite integral	3,7	2,2
Frango	3	1

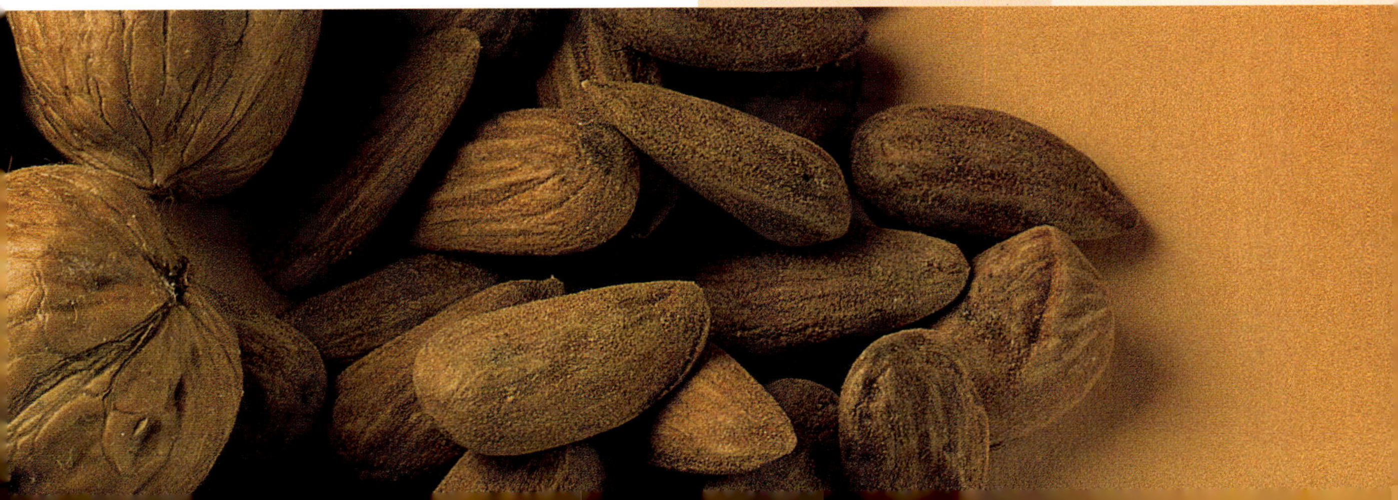

O PAPEL PRIMORDIAL DAS PROTEÍNAS

Quase tudo o que acontece no interior de suas células ocorre graças à atuação das proteínas. Se isso não o convence de sua importância, preste atenção neste dado: as proteínas são a forma pela qual nosso código genético se expressa. Agora você se convenceu?

O QUE SÃO?

Até agora falamos de carboidratos e de gorduras. Ainda que lhe pareça estranho, apesar das diferenças que existem entre eles, há algo importante em comum: ambos são formados por três componentes fundamentais – o carbono, o hidrogênio e o oxigênio. Estes três componentes também estão presentes nas proteínas, mas o que as diferencia dos nutrientes é que as proteínas também contêm **nitrogênio**. Esta é uma de suas características básicas mais importantes, pois este elemento condiciona todos os aspectos fundamentais das proteínas. Um exemplo nos ajuda a apresentar uma segunda característica fundamental das proteínas: estes quatro elementos se combinam formando suas unidades básicas, os aminoácidos.

OS OITO AMINOÁCIDOS ESSENCIAIS

Fenilalanina
Isoleucina
Leucina
Lisina
Metionina
Treonina
Triptófano
Valina

Cadeias muito especiais
Como se fosse uma corrente, cada proteína constitui-se da união de diferentes elos, os aminoácidos, em uma ordem e número determinados. A quase totalidade das milhares de proteínas diferentes que temos em nosso organismo é formada por diferentes combinações de apenas vinte aminoácidos.

Os aminoácidos em ordem
Uma vez que este é um livro de nutrição e não um tratado de bioquímica, interessa-nos classificar estes vinte aminoácidos segundo um critério que seja útil do ponto de vista nutricional. Com tal perspectiva, a melhor maneira de distingui-los é dividi-los de acordo com o fato de serem ou não elaborados por nossas células. No primeiro caso, os aminoácidos não são essenciais e, no segundo, ao contrário, os chamamos de aminoácidos essenciais.

Os aminoácidos essenciais são oito; um nono, a histidina, é considerada essencial para as crianças, mas no caso dos adultos ainda não está claro. Os demais, isto é, onze ou doze, caso consideremos ou não a histidina, o organismo pode sintetizar sempre que lhe sejam proporcionados os elementos básicos em quantidades suficientes. A seguir, veremos a grande importância desta classificação dos aminoácidos para compreender as necessidades e as recomendações de proteínas, bem como a contribuição dos diferentes alimentos como fontes de proteínas.

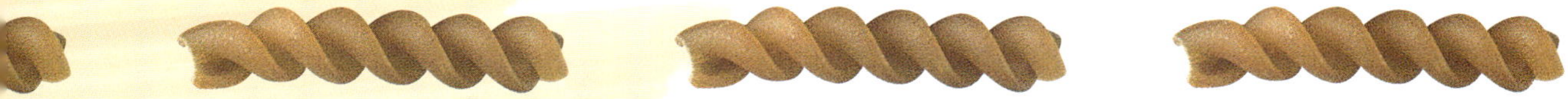

O QUE FAZEM?

As proteínas podem proporcionar, assim como os carboidratos, 4 calorias por grama, quando seu destino é nos fornecer energia. Sem dúvida, ao contrário do que ocorre com os carboidratos, esta não é sua principal função. Os aminoácidos, fornecidos pelas proteínas dos alimentos que ingerimos, são utilizados pelo organismo, fundamentalmente, para elaborar suas próprias proteínas, de acordo com as instruções de nosso código genético. Estas proteínas desempenham muitas e decisivas funções.

As proteínas em ação

Nós podemos vê-las transportando substâncias pelo sangue ou através das membranas das células; colaborando em funções de defesa contra agentes estranhos; fazendo parte de estruturas corporais como a pele, os tendões e as cartilagens; atuando como hormônios, por exemplo, a insulina; participando de forma decisiva na contração de nossos músculos, responsáveis pelo movimento, e também permitindo que as milhares de reações de nosso metabolismo se realizem em velocidades compatíveis com a vida, atuando, neste caso, como enzimas.

Sem reservas

Depois desta revisão das funções das proteínas, não o surpreenderá considerá-las um dos constituintes fundamentais de nosso organismo. Entretanto, apesar dessa grande importância, não temos no corpo um local para armazenar reservas de proteínas, diferentemente do que ocorre com os carboidratos e as gorduras; em outras palavras, todas as proteínas presentes em um determinado momento exercem uma função. Esta é uma questão muito importante que condiciona tanto seu metabolismo quanto suas necessidades e ritmos de ingestão.

NOSSAS NECESSIDADES DE PROTEÍNAS

Um homem com um peso de 70 kg deveria consumir 56 g de proteínas por dia, resultado da seguinte conta:

70 kg x 0,8 g/kg = 56 g

No caso de uma mulher com 60 kg, as recomendações diárias de proteínas seriam 48 g, resultado da multiplicação de seu peso por 0,8:

60 kg x 0,8 g/kg = 48 g

Devemos assinalar, entretanto, que os quilos tomados como referência para este cálculo devem corresponder ao peso considerado ideal para a pessoa (que pode ser consultado em um tabela), e não ao peso atual, que pode não corresponder e até mesmo estar muito longe daquele. Ou seja, se o homem que tomamos como exemplo pesasse 100 kg, nosso cálculo deveria continuar sendo com os 70 kg, se este fosse seu peso ideal.

Assim como ocorre com as letras do alfabeto e com a formação das palavras, a união de alguns aminoácidos permite formar milhares e milhares de proteínas diferentes.

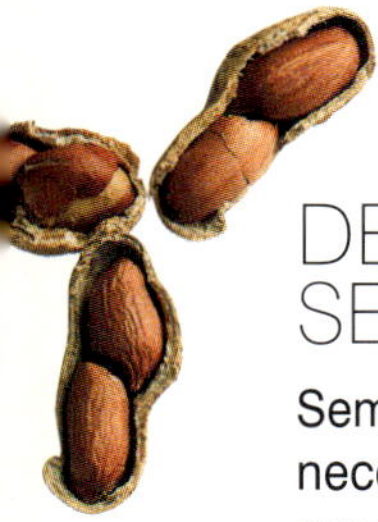

DE QUANTAS PROTEÍNAS SE NECESSITA?

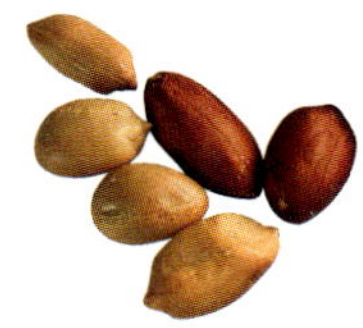

Sem dúvida alguma, a questão de quais são nossas necessidades diárias de proteínas é um dos temas que historicamente mais polêmicas suscitaram no mundo da nutrição. Durante muito tempo, as divergências entre os especialistas foram muito grandes e não faltaram acirradas discussões. Hoje, contando com a ativa participação da Organização Mundial de Saúde (OMS), parece que se chegou a um razoável consenso a respeito, e a quantidade de proteínas recomendada para os adultos de ambos os sexos é de **0,8 g por kg de peso por dia**. No box abaixo, você pode ver dois exemplos de como calcular na prática nossas necessidades de proteínas.

Necessidades durante o ciclo de vida

As necessidades de proteínas devem ser adaptadas às diferentes fases da vida. Por exemplo, durante a gravidez são requeridas proteínas adicionais para suprir as necessidades da mãe e do novo ser em desenvolvimento; estima-se que estas podem ser satisfeitas aumentando-se em 10 g a ingesta de proteínas diárias; por outro lado, durante o **aleitamento** é consenso recomendar-se 25 g diárias adicionais de proteínas. Em contrapartida, com o passar dos anos, não ocorrem mudanças substanciais em relação às necessidades de proteínas.

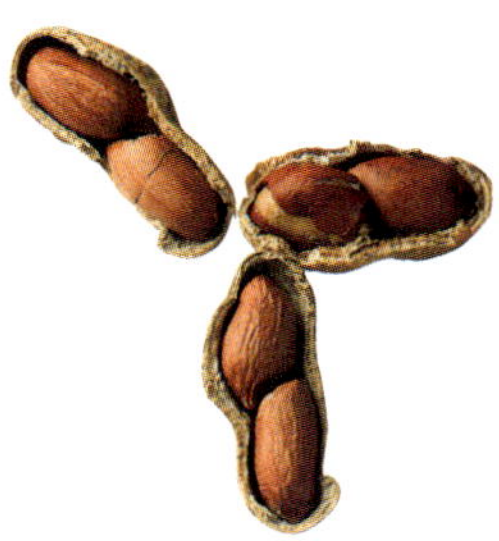

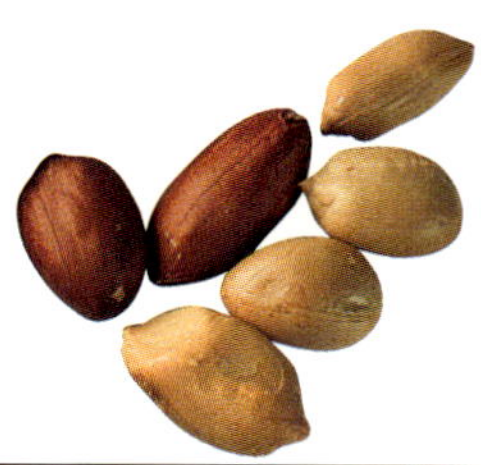

Atender à qualidade

Mais uma vez, como no caso dos carboidratos e das gorduras, quando falamos de proteínas, além da quantidade, também deve-se ter em mente a qualidade. Nesse caso, isso se deve à diferente qualidade que oferecem as proteínas provenientes dos alimentos de origem animal e as de origem vegetal. As primeiras apresentam um perfil mais bem adaptado a nossas necessidades, pois nos proporcionam os aminoácidos essenciais em quantidades que se ajustam melhor ao que necessitamos para repor as inevitáveis perdas diárias de proteínas. Já as proteínas provenientes de alimentos de origem vegetal sempre apresentam um ou mais aminoácidos essenciais em proporções deficientes, razão pela qual são consideradas proteínas de menor qualidade.

Ajustando as recomendações

Seguindo estes argumentos, a recomendação se concentra em definir que porcentagens devem corresponder a cada um desses dois grandes tipos de alimentos, de origem animal e de origem vegetal. Habitualmente, uma das propostas mais difundidas é que cada um deles nos proporcione em torno de 50% das quantidades de que necessitamos. Dessa forma, para uma mulher com 60 kg, as 48 g de proteínas ingeridas em um dia se fracionariam assim: 24 g provenientes de alimentos de origem animal e 24 g de alimentos de origem vegetal. De todo modo, o equilíbrio nutricional não permanece estritamente condicionado a esta última recomendação, uma vez que algumas manipulações dietéticas permitem obter todos os aminoácidos essenciais variando-se estas porcentagens.

COMO OBTER AS PROTEÍNAS DE QUE VOCÊ NECESSITA

Exemplo homem 70 kg = 56 g	
Um copo de leite (200 ml)	6,5 g
50 g de queijo de ovelha	12,5 g
100 g de peito de peru	20,0 g
200 g de pão	17,0 g
Total	56,0 g

Exemplo mulher 60 kg = 48 g	
2 iogurtes (250 g)	12,5 g
100 g de requeijão	13,0 g
100 g de pescada ou merluza	16,0 g
50 g de massa (macarrão etc.)	6,5 g
Total	48,0 g

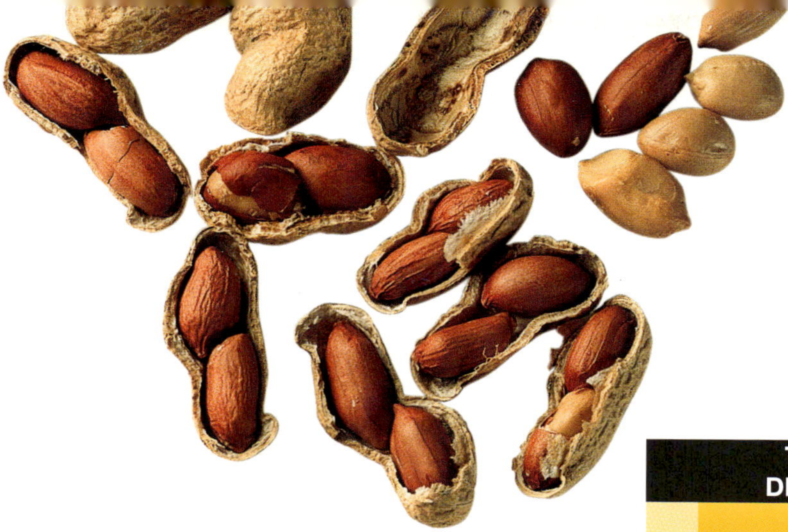

ONDE SE ENCONTRAM?

Os alimentos que podem proporcionar quantidades importantes de proteínas são muitos e bastante variados. Em nosso padrão alimentar tradicional, as proteínas, comumente ingeridas em quantidades muito superiores às recomendadas, provêm sobretudo de **alimentos de origem animal**; é o caso da carne, do peixe, dos ovos e dos produtos lácteos. Por outro lado, cereais e leguminosas são, mesmo que seu consumo mundial tenha-se reduzido, os **alimentos vegetais** que contribuem em maior medida para o aporte protéico total. Na tabela ao lado você pode ver uma relação do teor de proteínas de alguns alimentos que consumimos habitualmente.

Aqui não

Se você deseja obter suas proteínas diárias a partir da alface, deveria comer entre 3 e 5 kg desta saudável hortaliça. Agora, você compreende porque dissemos que entre os alimentos básicos há alguns grupos cuja contribuição para o aporte de proteínas é escassa. É o caso das **hortaliças**, cujo teor de proteínas, salvo exceções, se situa entre 1 e 3%, isto é, entre 1 e 3 g de proteínas para cada 100 g de alimentos. Este também é o caso das **frutas**, nas quais as porcentagens são ainda menores, nunca ultrapassando 1%. E, é claro, se você deseja consumir proteínas, não recorra aos **azeites vegetais**, pois nestes o conteúdo delas é igual a zero. No quadro ao lado você pode ver dois modos de obter as proteínas recomendadas para um dia. Repare que as quantidades de carne e peixe referidas são muito inferiores às que temos por hábito consumir.

TEOR DE PROTEÍNAS DE ALGUNS ALIMENTOS

Alimento	g de proteínas a cada 100 g
Soja	37
Queijo mussarela	29
Queijos gruyère e emental	29
Amendoim	27
Lentilhas	24
Atum	23
Carne magra de porco e de boi	20
Amêndoas, avelãs	20
Grão-de-bico	19,5
Feijão	19
Pescada	16
Queijo branco fresco	11,3
Nozes	14
Massas alimentícias	13
Ovos	12,5
Pão integral	8
Arroz	7
Iogurte	4,2
Leite de vaca	3,3
Espinafre	2,5
Vagem	2,3

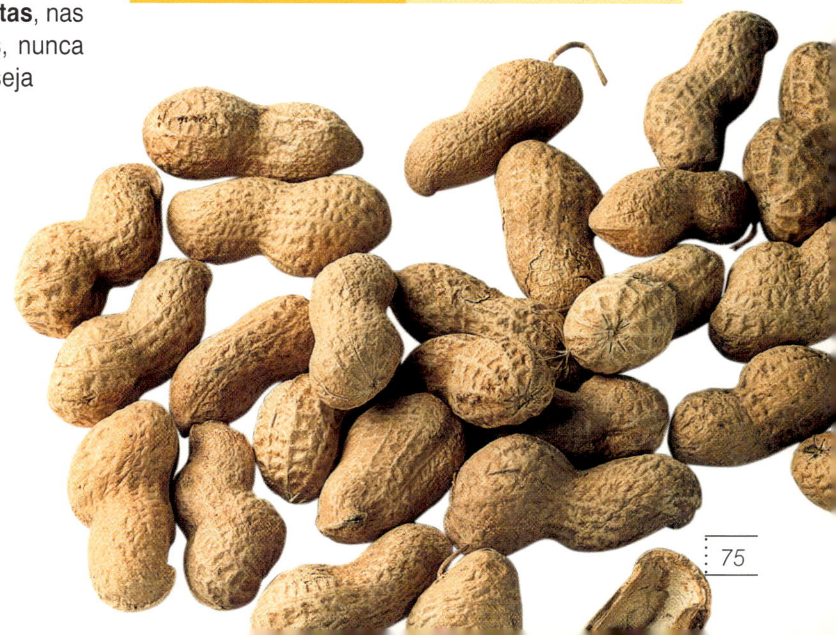

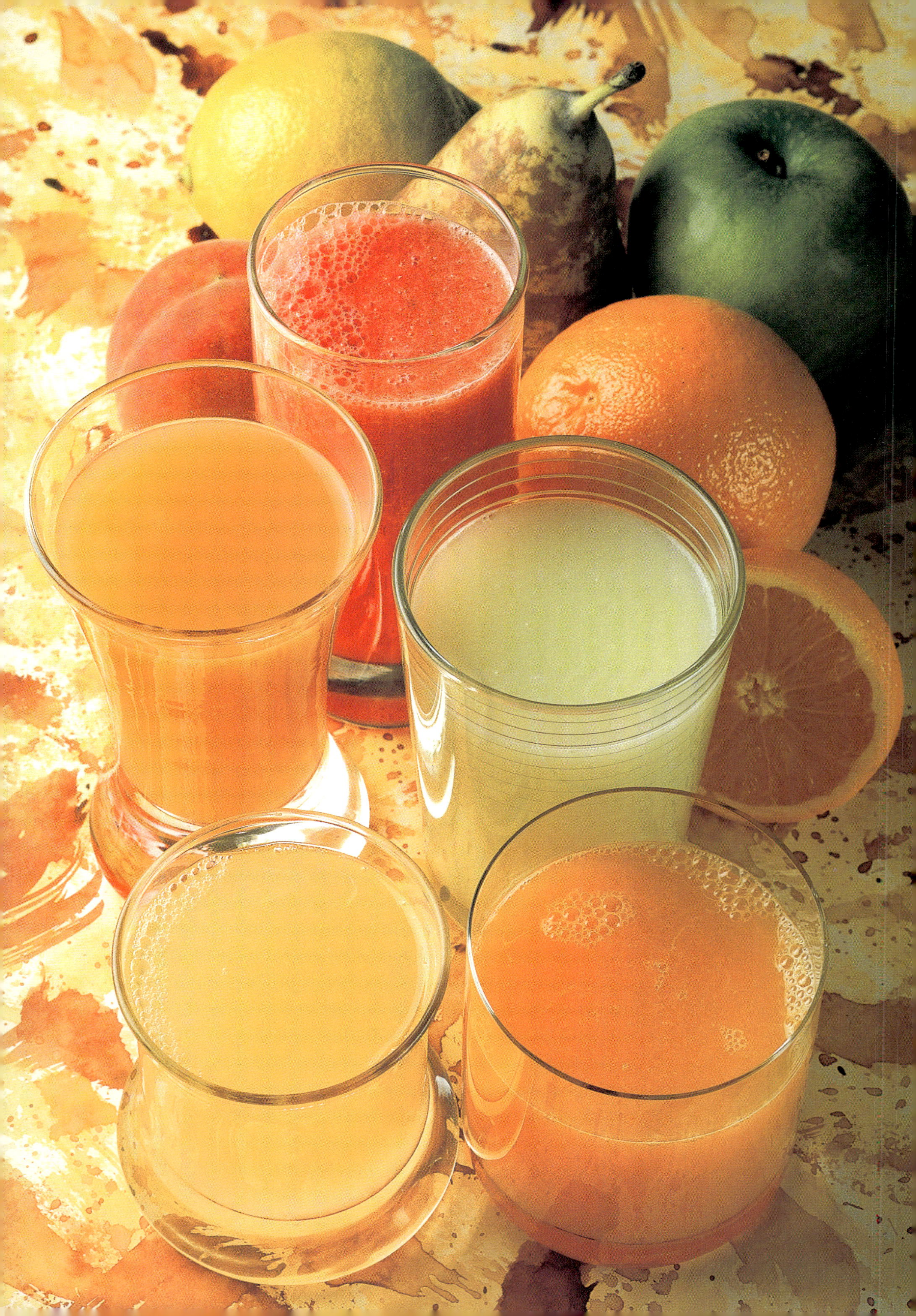

NUTRIÇÃO

VITAMINAS E MINERAIS

As vitaminas e os minerais são um claro exemplo da antiga lição que nos ensina que a importância das coisas não depende da quantidade. E, de fato, eles estão presentes em quantidades muito pequenas em nosso organismo e também devem ser repostas pequenas quantidades com a dieta, mas basta um só desequilíbrio para pôr em risco a saúde e a vida.

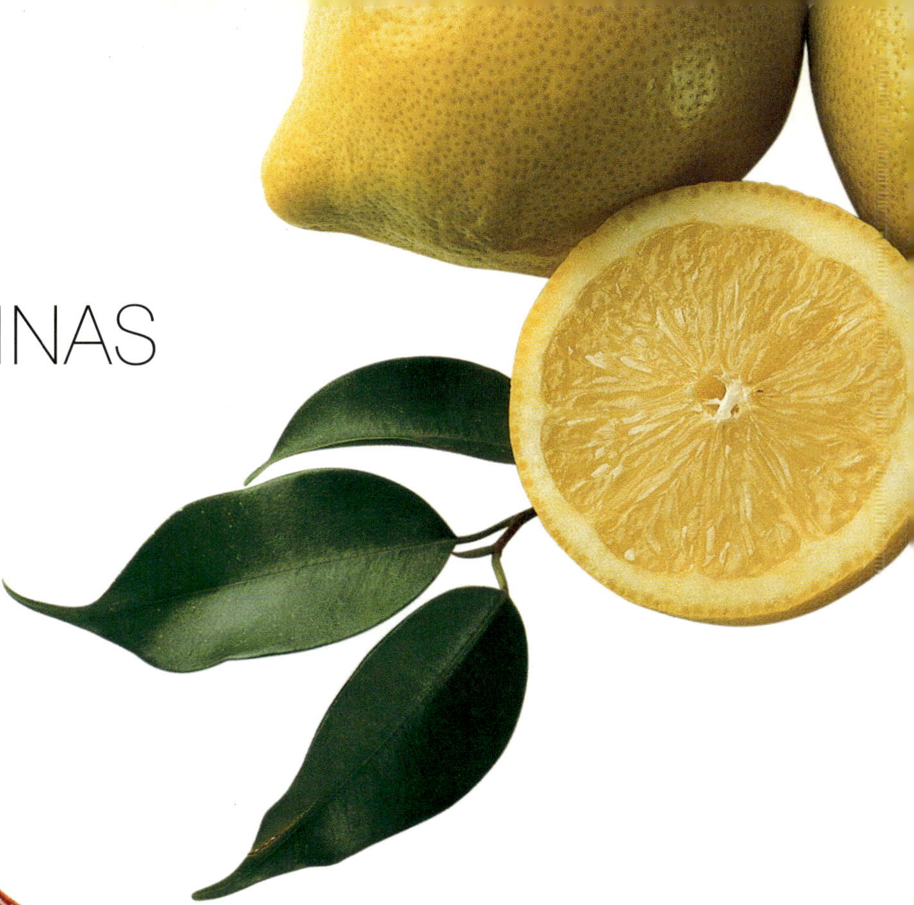

AS VITAMINAS

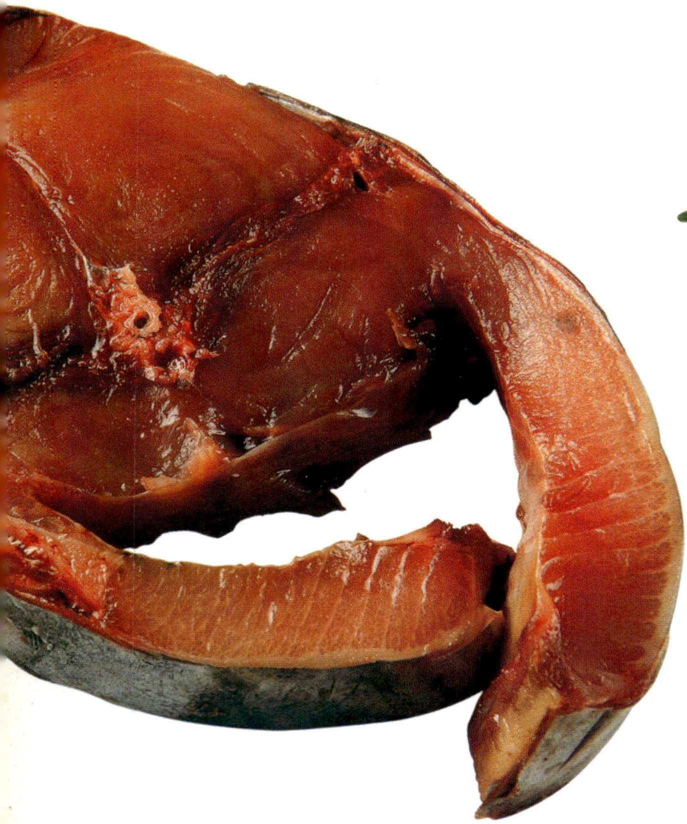

Os diferentes alimentos são os que nos proporcionam as vitaminas que necessitamos.

Pode parecer incrível, mas é fato: o correto funcionamento de um organismo tão complexo como o nosso depende, nada mais, nada menos, que de alguns gramas ou mesmo miligramas de algumas substâncias chamadas vitaminas.

O QUE SÃO?

As vitaminas são um grupo de substâncias orgânicas, sem valor energético próprio, necessárias em pequenas quantidades, e que nosso organismo é incapaz de sintetizar. Atualmente, estima-se que são 13 as substâncias que preenchem todos estes requisitos e que podem ser consideradas como tais.

O nascimento de um nome

O termo vitamina é atribuído a Casimir Funk, um bioquímico polonês que em 1911 assim denominou uma substância solúvel em água que ele isolou da cutícula do grão de arroz. Por tratar-se de uma amina, um tipo particular de substância química, e por ter observado sua função vital, lhe deu o nome de vitamina (amina vital). De fato, este não é um nome

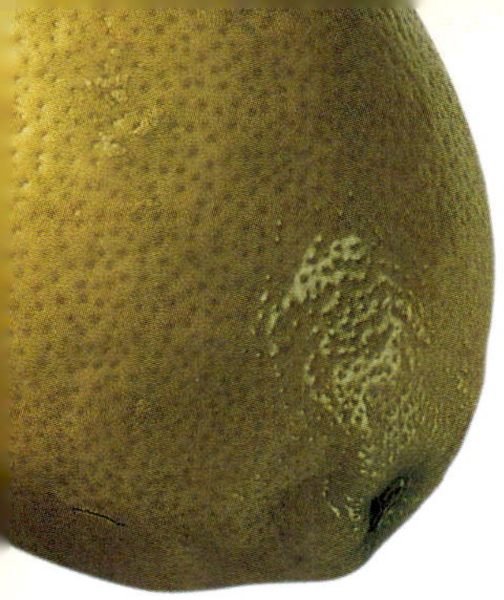

ESCORBUTO SE ESCREVE COM C

Uma das primeiras descrições do escorbuto, grave enfermidade decorrente da carência de vitamina C, deve-se ao explorador Jacques Cartier, em meados do século XVI. Mas teríamos de esperar quatro séculos, precisamente até 1932, para conhecermos a estrutura desta vitamina, também chamada de ácido ascórbico.

correto para algumas das substâncias que hoje em dia são consideradas vitaminas, pois nem todas pertencem à família química das aminas. Mas, apesar de se haver tentado chamá-las com um nome mais preciso, o termo "vitaminas" foi o que se impôs.

bilidade determina muitos aspectos fundamentais das vitaminas, como, por exemplo, a forma pela qual são absorvidas, como se armazenam e são eliminadas, suas fontes alimentares, as causas de suas deficiências e até sua possível toxicidade.

No século XX conhecemos a estrutura das vitaminas. No século XXI ainda estamos aprendendo sobre suas funções.

Um período histórico

A descoberta das vitaminas foi possível no período compreendido entre os anos de 1911 e 1949, ano em que se descobriu a última das treze vitaminas que conhecemos hoje, a vitaminas B_{12}. Ao professor Grande Covián, sem dúvida um dos nutricionistas espanhóis de maior prestígio internacional, agradava dizer que o descobrimento das vitaminas foi uma das páginas mais brilhantes da ciência moderna.

Solúveis em água, solúveis em lipídios

A classificação mais importante das vitaminas é a que as divide em dois grandes grupos: solúveis em meios gordurosos (lipossolúveis) ou em água (hidrossolúveis):

Vitaminas lipossolúveis: são quatro. Trata-se das vitaminas A, D, E e K.

Vitaminas hidrossolúveis: são as nove restantes, oito delas pertencentes ao chamado grupo B, mais a vitamina C.

A importância desta classificação é melhor compreendida se levarmos em conta que essa diferença na solu-

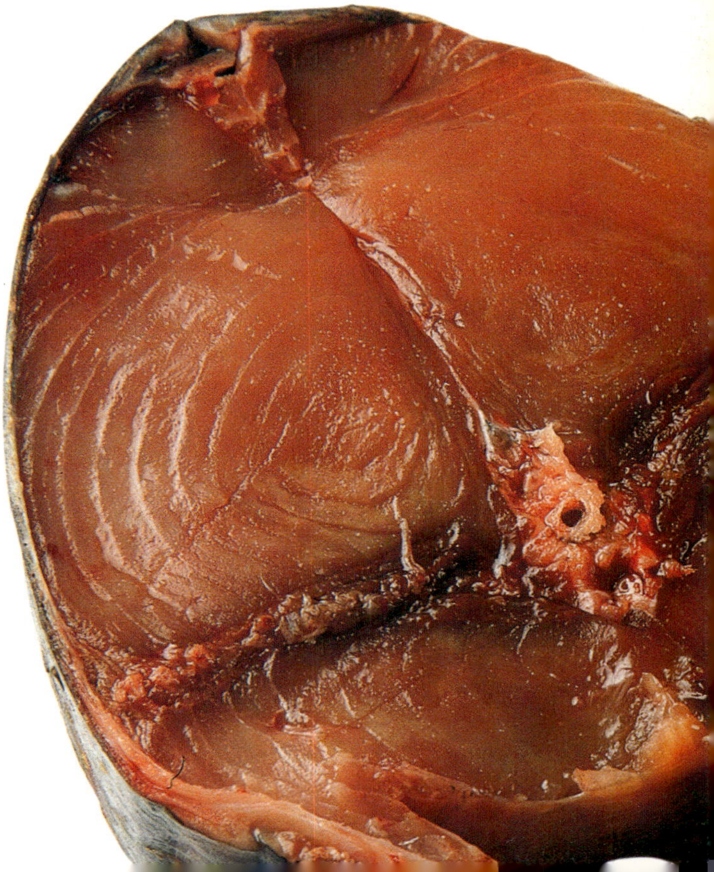

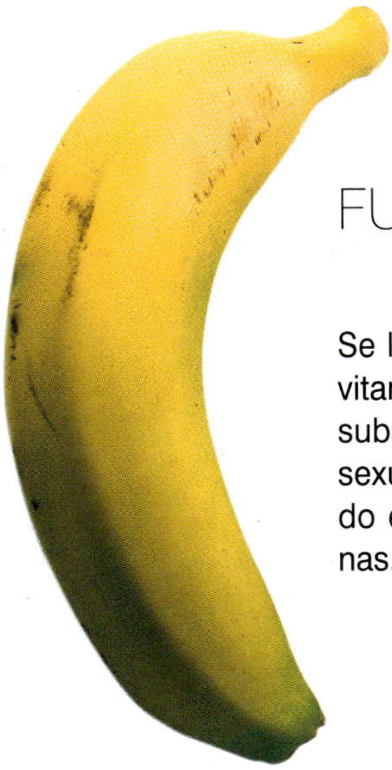

FUNÇÕES, FUNÇÕES

Se levássemos em conta tudo o que já se escreveu sobre as vitaminas, talvez pensaríamos que nos encontramos diante de substâncias milagrosas. A eterna juventude, a beleza, o vigor sexual, o rendimento físico, as capacidades intelectuais, o fim do estresse... Parece que se pode obter tudo com as vitaminas. Na maioria dos casos, nada disso é verdade.

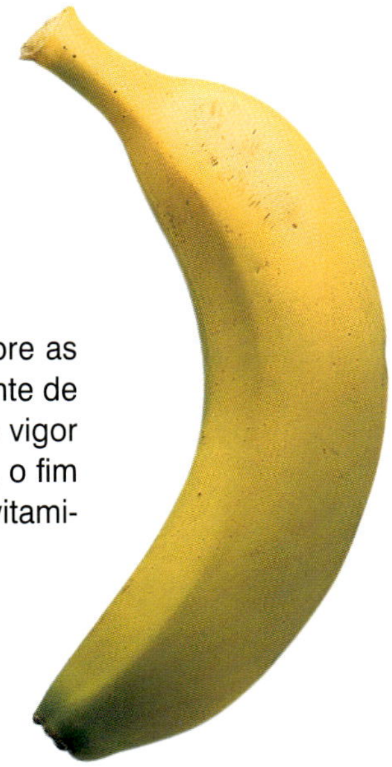

A verdadeira importância das vitaminas

As vitaminas não precisam fazer milagres para serem importantes. Basta que saibamos que são um grupo de nutrientes absolutamente fundamental para nosso organismo. E também que participam de numerosos e vitais processos de nosso metabolismo, e que o funcionamento normal de nossas células, tecidos e órgãos depende de um aporte adequado dessas substâncias. A visão, a memória, a fome, a imunidade, o transporte de oxigênio, a formação da pele, a coagulação do sangue, a obtenção de energia a partir dos nutrientes, a calcificação dos ossos, a produção de hormônios e a eliminação de substâncias tóxicas são apenas algumas das funções em que as vitaminas estão envolvidas.

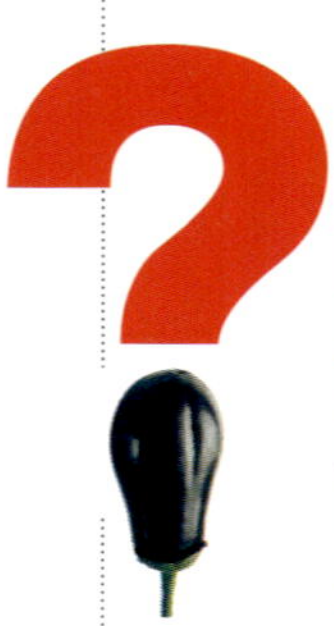

As vitaminas são necessárias em quantidades muito pequenas. Um homem em torno dos 70 anos de idade necessita de cerca de 90 mg diárias de vitamina C, a vitamina de que necessitamos em maior quantidade.

QUE QUANTIDADE DE VITAMINAS?

Insistimos para que você não acredite que o importante está sempre relacionado com a quantidade; as vitaminas são um bom exemplo disto. Você já viu que elas são substâncias essenciais, mas de que necessitamos apenas em ínfimas quantidades, da ordem de alguns miligramas diários e, para algumas, de apenas alguns microgramas, ou seja, milionésimos de grama! Preste atenção na tabela a seguir e comprove o que dizemos.

Sem unanimidade

Os comitês de especialistas de diversos países passaram décadas pesquisando para responder, cada vez com maior probabilidade de acerto, qual é a quantidade ótima de vitaminas que devemos ingerir diariamente. As muitas dificuldades dessa empreitada explicam, ao menos em parte, por que atualmente não se chegou a um consenso a respeito, e por isso vemos na prática evidentes diferenças entre os valores propostos às diferentes populações. Na tabela são feitas algumas recomendações para cada vitamina e, na primeira nota que a acompanha, indicamos a fonte consultada.

COMO OBTER AS VITAMINAS NECESSÁRIAS

As recomendações nos oferecem valores aproximados das nossas necessidades e nos servem de guia. Mas, na prática, o que nos interessa saber é como traduzir esses valores em alimentos. E, principalmente, o que devemos comer para obter as vitaminas de que necessitamos?

Onde devemos procurá-las?
As vitaminas encontram-se em proporções muito desiguais nos diferentes alimentos, e não há nenhum alimento que sozinho possa nos proporcionar todas as vitaminas de que necessitamos. Alguns são muito ricos em algumas delas, mas carecem de outras. Por exemplo, as amoras contêm uma expressiva quantidade de vitamina C, mas nenhuma vitamina B_{12}; o pão é rico em niacina (vitamina B_3), mas lhe faltam as vitaminas A e D. Nas duas próximas páginas indicamos alguns dos alimentos mais ricos em cada uma das vitaminas.

Uma fórmula simples
Este complexo panorama pode ser resolvido com uma fórmula muito simples: atualmente, aceita-se que uma dieta que nos forneça a energia suficiente (isto é, que seja capaz de manter nosso peso), tenha as quantidades recomendadas de proteínas e, ao mesmo tempo, seja variada (isto é, que contenha as porções diárias recomendadas de cada grupo de alimentos básicos) tem muita probabilidade de nos proporcionar as vitaminas de que necessitamos.

Apenas o necessário
Hoje em dia, são muitos os especialistas que defendem a seguinte idéia: "O aporte de vitaminas superior às quantidades de que necessita o organismo não serve para absolutamente nada". E mais, ingerir quantidades superiores às recomendadas pode acarretar conseqüências negativas. O uso de suplementos deveria restringir-se às situações em que é impossível obter as vitaminas necessárias com a ingesta normal de alimentos e sempre com prescrição de um profissional de saúde competente.

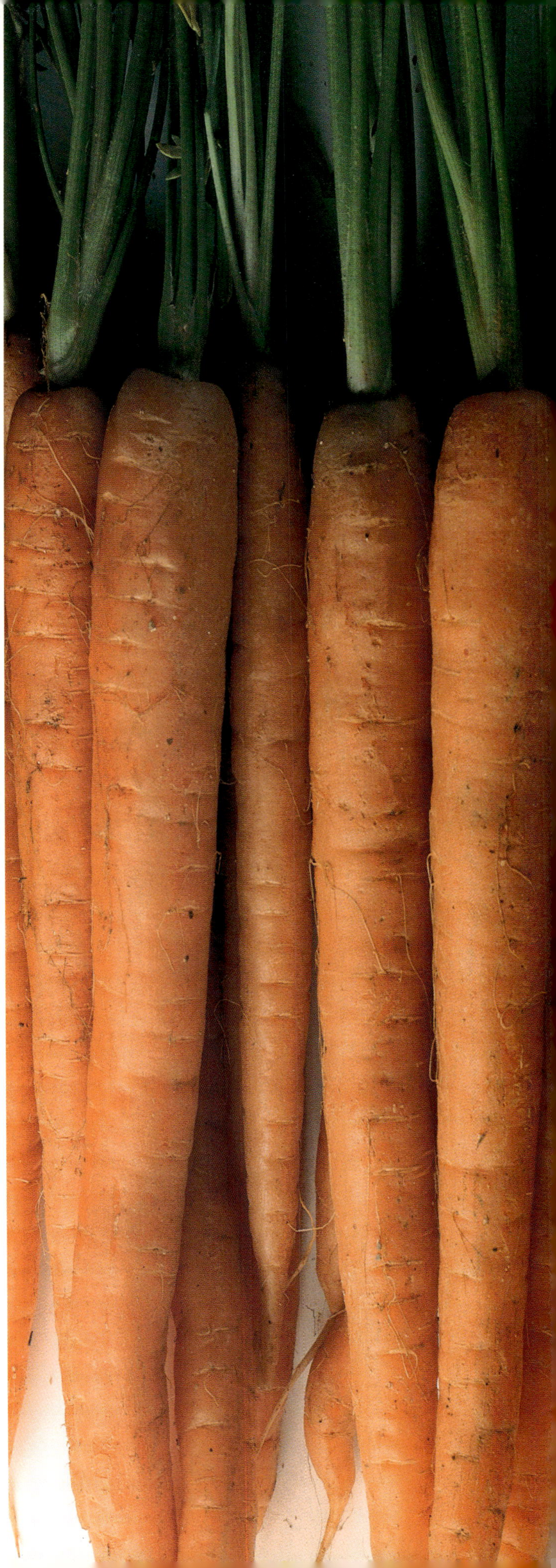

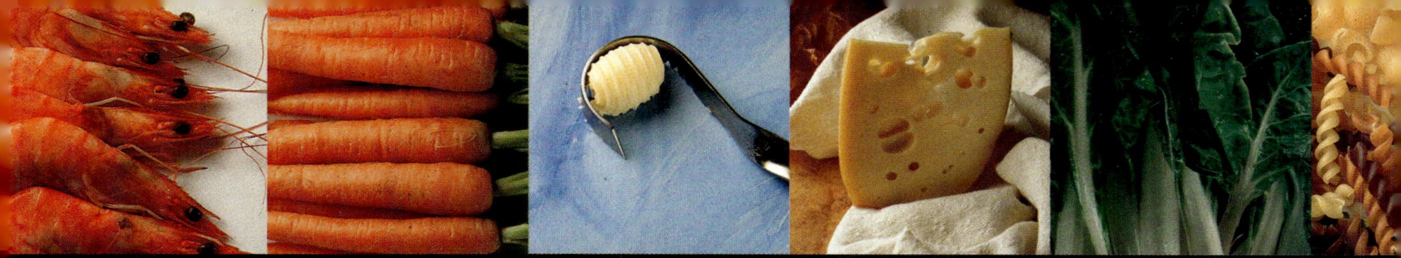

VITAMINA A OU RETINOL
Funções: Crescimento e diferenciação das células epiteliais, mecanismo da visão, crescimento dos ossos, defesas imunológicas, eliminação de substâncias tóxicas.
Recomendações: Homens: 1.000 mcg; mulheres: 800 mcg.
Melhores fontes: Cenoura, espinafre, acelga, tomate em forma de pró-vitamina, leite integral e derivados, fígado.
Como obter as quantidades necessárias. Exemplos: 76 g de cenoura; 100 g de espinafre.
Conseqüências da deficiência: Cegueira noturna, alteração da conjuntiva e da córnea, déficit no crescimento, fadiga e perda de apetite, alterações da pele.

VITAMINA D
Funções: Decisiva para o metabolismo do cálcio e do fósforo.
Recomendações: 5 mcg.
Melhores fontes: peixe gordo e gema de ovo.
Como obter as quantidades necessárias. Exemplos: 70 g de anchovas; 30 g de cavalinha.
Conseqüências da deficiência: Raquitismo, osteomalacia.

VITAMINA E
Funções: É um poderoso antioxidante.
Recomendação: 12 mg para adultos de ambos os sexos.
Melhores fontes: Óleos vegetais, sementes oleaginosas, aspargos, espinafre, tomate.
Como obter as quantidades necessárias. Exemplos: 25 g de óleo de girassol, 60 g de amêndoa e avelãs, 100 g de azeite de oliva.
Conseqüências da deficiência: Hemólise, debilidade e atrofia muscular, falta de coordenação.

VITAMINA K
Funções: Fundamental para a coagulação do sangue.
Recomendação: Homens: 80 mcg; mulheres: 65 mcg.
Melhores fontes: Hortaliças como couve, couve-de-bruxelas, couve-flor, espinafre, alface e batatas.
Como obter as quantidades necessárias. Exemplos: 30 g de couve-flor, 25 g de espinafre, 150 g de batatas.
Conseqüências da deficiência: Síndrome hemorrágica.

VITAMINA C OU ÁCIDO ASCÓRBICO
Funções: Formação de colágeno, antioxidante, formação de hormônios e neurotransmissores, mecanismos de defesa, aumenta a absorção intestinal de ferro inorgânico.
Recomendação: 60 mg para adultos de ambos os sexos.
Melhores fontes: Hortaliças e frutas frescas, de boa qualidade.
Como obter as quantidades necessárias. Exemplos: 80 g de amoras, 45-50 g de pimentão, 120 g de limão ou laranja.
Conseqüências da deficiência: Hemorragia das gengivas, diminuição da resistência a infecções, fadiga, perda de peso, perda de apetite, demora na cicatrização.

VITAMINA B OU TIAMINA
Funções: Participa do metabolismo de carboidratos, gorduras e proteínas. Atua na transmissão nervosa ou dos impulsos nervosos (neurotransmissores).
Recomendação: Homens: 1,2 mg; mulheres: 0,9 mg.
Melhores fontes: Legumes, carne de porco, cereais integrais, frutas secas.
Como obter as quantidades necessárias. Exemplos: 140 g de soja (crua), 40 g de carne de porco.
Conseqüências da deficiência: Falta de apetite, debilidade, fadiga, queda de cabelo, irritabilidade, transtornos da memória, depressão.

VITAMINA B_2 OU RIBOFLAVINA
Funções: Participa do metabolismo dos carboidratos, gorduras e proteínas.
Recomendação: Homens: 1,8 mg; mulheres: 1,4 mg.
Melhores fontes: produtos lácteos, fígado e peixe.
Como obter as quantidades necessárias. Exemplos: 60 g de fígado, 1 litro de leite.
Conseqüências da deficiência: Dor e ardor nos lábios, na boca e na língua, dermatite seborréica, falta de apetite, cansaço, mal-estar geral, dores musculares, formigamento nas pernas.

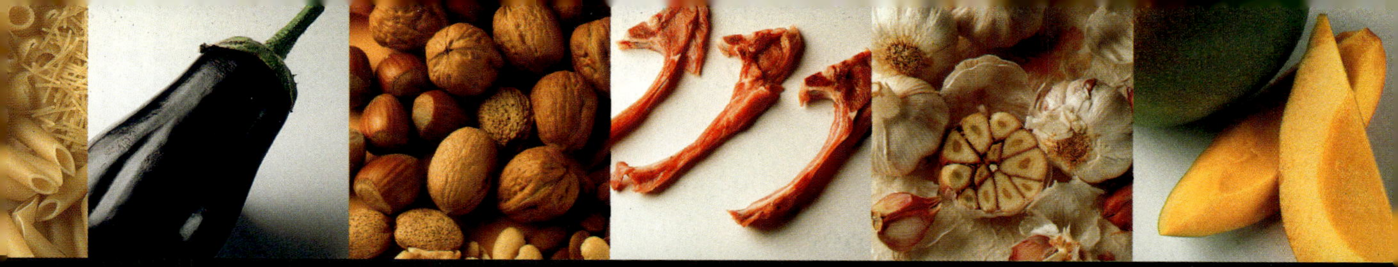

VITAMINA B_3 OU NIACINA
Funções: Fundamental para o metabolismo de carboidratos, gorduras e proteínas. Intervém na formação de ácidos biliares, de determinados hormônios e da vitamina D.
Recomendação: Homens: 20 mg; mulheres: 15 mg.
Melhores fontes: Carne e derivados, peixe, queijo, legumes, cereais integrais, sementes oleaginosas.
Como obter as quantidades necessárias. Exemplos: 100 g de amendoim, 100 mg de fígado.
Conseqüências da deficiência: Perda de apetite, redução de peso, dor de cabeça, vertigem, tendência à depressão, debilidade muscular, dermatites, diarréia, demência.

VITAMINA B_5 OU ÁCIDO PANTOTÊNICO
Funções: Intervém no metabolismo de carboidratos, gorduras e proteínas, na formação do colesterol e na elaboração de fosfolipídios.
Recomendação: 4-7 mg.
Melhores fontes: Sementes oleaginosas, soja, cereais integrais, carnes, gema de ovo, salmão.
Como obter as quantidades necessárias. Exemplos: 300 g de arroz integral (cru), 1 litro de iogurte.
Conseqüências da deficiência: Cansaço, dor de cabeça, náuseas, vômitos, cãibras nas pernas.

VITAMINA B_6 OU PIRIDOXINA
Funções: Fundamental para o metabolismo dos aminoácidos das proteínas.
Recomendação: Homens: 1,8 mg; mulheres: 1,6 mg.
Melhores fontes: Frutas secas, legumes, cereais, banana, abacate, carnes e peixes.
Como obter as quantidades necessárias. Exemplos: 1 kg de batatas, ½ kg de abacate; 400 g de banana.
Conseqüências da deficiência: Lesões na pele, redução do volume de glóbulos vermelhos, alterações motoras e sensitivas nas extremidades, inflamação da glote, náuseas, depressão, insônia, irritabilidade.

VITAMINA B_8 OU BIOTINA
Funções: Intervém na formação da glicose e dos ácidos graxos e no metabolismo de alguns aminoácidos.
Recomendação: 30-100 mcg.
Melhores fontes: Fígado, soja, flocos de aveia, arroz integral, ovo.
Como obter as quantidades necessárias. Exemplos: 50 g de soja, 150 g de flocos de aveia, 100 g de amendoim, ½ kg de bananas.
Conseqüências da deficiência: Cansaço, perda de apetite, palidez, náuseas, vômitos, dermatite escamosa, dores musculares.

VITAMINA B_9 OU ÁCIDO FÓLICO
Funções: Intervém na síntese dos ácidos nucléicos (DNA e RNA), no metabolismo de determinados aminoácidos, na formação do grupo hemo (por exemplo, da hemoglobina) e na formação da colina.
Recomendação: 200 mcg.
Melhores fontes: Legumes, hortaliças frescas, amêndoas, avelãs, amendoim, queijos, fígado.
Como obter as quantidades necessárias. Exemplos: 150 g de acelga, 300 g de feijões brancos cozidos.
Conseqüências da deficiência: Anemia megaloblástica, maior risco de infecções, alterações do sono e da memória, alterações de personalidade.

VITAMINAS B_{12} OU COBALAMINA
Funções: Intervém no metabolismo do ácido fólico e de determinados aminoácidos.
Recomendação: 2 mcg.
Melhores fontes: Carne e derivados, peixe, ovos, produtos lácteos.
Como obter as quantidades necessárias. Exemplos: 2 ovos (100 g), 100 g de carne magra.
Conseqüências da deficiência: Anemia megaloblástica, transtornos neurológicos e psiquiátricos.

NOTAS:

- *As informações das recomendações correspondem a* G. Varela, Tablas de ingestas recomendadas en energia y nutrientes para la población española. *Universidad Complutense de Madrid, 1994, com exceção das vitaminas B5, B6 e K, para as quais estas tabelas não proporcionam dados, obtidos da 10ª edição (1989) das* Recommended Dietary Allowances (RDA) *do National Research Council dos Estados Unidos.*

- *Para os dados das recomendações foram tomados como referência homens e mulheres entre 20 e 39 anos.*

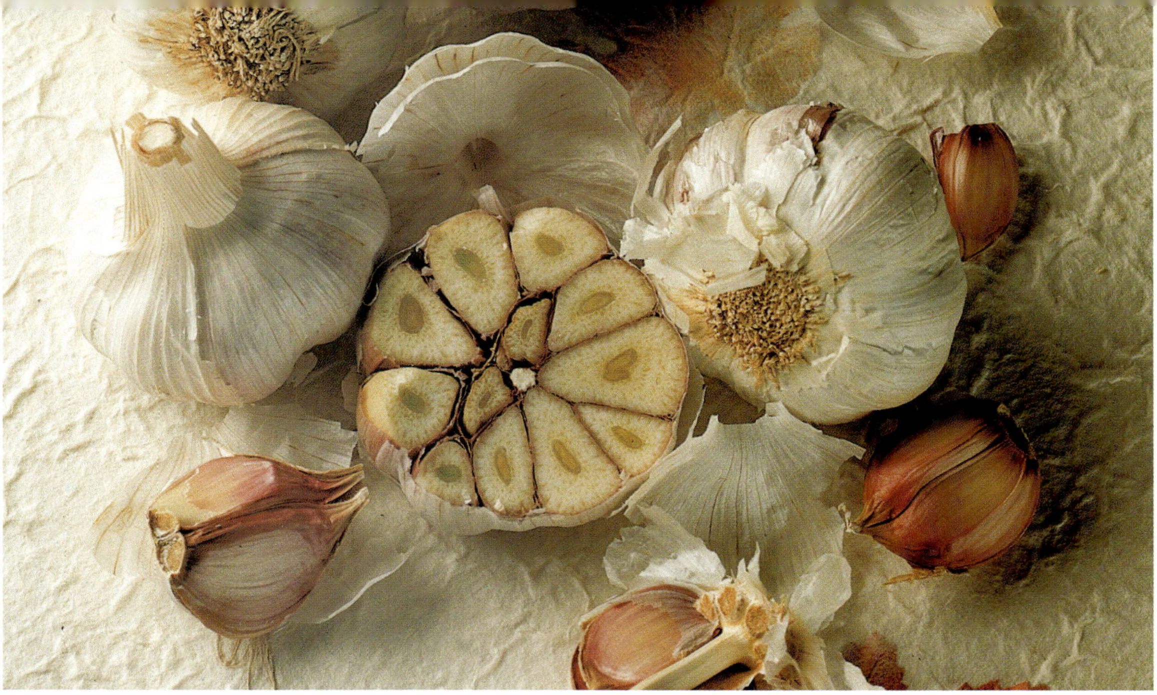

OS MINERAIS

Com certeza você já ouviu falar do cálcio, do fósforo, do ferro e do magnésio, pois se encontram entre os minerais mais populares. Mas talvez, interesse saber que também há outros minerais menos conhecidos, que colaboram sem descanso em seu interior para que você possa desfrutar plenamente a vida.

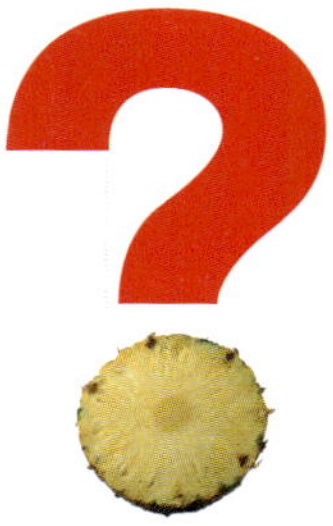

Uma das doenças nutricionais mais freqüentes em escala mundial é o bócio endêmico, cuja principal causa é a deficiência de iodo.

OS MINERAIS EM NOSSO ORGANISMO

Além de hidrogênio, oxigênio, carbono e nitrogênio, que em seu conjunto representam 99,5% da nossa composição corporal, nosso organismo contém também, em pequenas quantidades, uma série de elementos que, em seu conjunto, denominamos minerais.

Dois grandes grupos

Em razão das quantidades de que necessitamos, os minerais podem ser classificados em dois grandes grupos:

Macroelementos ou elementos principais. São os que se encontram em maiores proporções nos tecidos, devendo ser fornecidos em quantidades superiores a 100 mg diários. A este grupo pertencem o cálcio, o fósforo, o magnésio, o enxofre, o sódio, o potássio e o cloro (os três últimos também recebem o nome de eletrólitos).

Microelementos. Também chamados de **elementos traço** ou **oligoelementos**. As quantidades de que necessitamos são muito inferiores, da ordem de alguns miligramas diários, ou até mesmo, em alguns casos, microgramas. Neste grupo encontramos o ferro, o zinco, o iodo, o selênio, o cobre, o cromo, o manganês, o molibdênio, o flúor e o cobalto.

Uma lista não fechada

Em nossos tecidos, temos encontrado com freqüência muitos outros elementos além dos mencionados. Para alguns deles existem indícios mais ou menos embasados de que podem desempenhar alguma função e, portanto, também devemos considerá-los, no futuro, elementos essenciais. Entre eles estão elementos como o boro, o níquel e o vanádio.

O QUE ELES FAZEM POR NÓS

Nossos ossos necessitam de cálcio, nossos impulsos nervosos de magnésio, a obtenção de energia de fósforo, a regulação de nossos fluidos, de sódio, potássio e cloro, o transporte de oxigênio, de ferro, nosso sistema imunológico, de zinco, a glândula tireóide, de iodo, a ação da insulina, de cromo... Esses são apenas alguns exemplos das numerosas e importantíssimas contribuições dos minerais para o bom funcionamento de nosso organismo.

Tal como ocorre com as vitaminas, também não há unanimidade a respeito da quantidade de minerais que devemos consumir. Também aqui encontramos diversas dificuldades para estabelecer certezas, situação que não deve nos causar estranheza. Contudo, estamos dispostos a propor uma relação de valores que você pode consultar na tabela das páginas seguintes, junto com a indicação de sua origem.

Necessidades mutáveis

A esta altura não o surpreenderemos se dissermos que cada um de nós é único e tem necessidades nutricionais próprias e específicas. Mas sempre é bom lembrar que além das diferenças individuais, existem as diferenças que ocorrem em nós mesmos, em razão de períodos e situações que vivenciamos.

O ciclo de vida da mulher e sua relação com o ferro são um excelente exemplo do que acabamos de dizer. Assim, enquanto na infância recomenda-se a mesma quantidade de ferro a meninas e meninos, na puberdade alteram-se radicalmente as necessidades; a partir desta fase, o requerimento deste elemento passa a ser muito maior para as meninas, devido à ocorrência do período menstrual. De fato, o ferro é o único nutriente que a mulher em idade fértil necessita em maior quantidade que o homem adulto.

Suficientes, sim, em excesso, não

Os limites entre as quantidades recomendadas e aquelas que, em excesso, podem estar relacionadas com possíveis efeitos tóxicos, variam conforme o nutriente. Em geral, devemos dizer que, no caso dos minerais, esse limite é estreito, ou seja, quantidades não muito superiores às recomendadas podem estar associadas a efeitos tóxicos, razão pela qual temos de redobrar os cuidados, sobretudo em casos de consumo de algum tipo de suplemento, o qual, para evitar outros problemas, deve ser prescrito por um profissional competente.

Não espere que algum alimento lhe proporcione todos os minerais de que necessita, porque, assim como acontece com as vitaminas, a presença destes nos alimentos é muito desigual. Por exemplo, o cálcio é abundante nos alimentos lácteos, mas o encontramos apenas em pequenas quantidades em carnes e peixes; o contrário ocorre com o ferro: enquanto carnes e peixes são uma boa fonte deste mineral, o leite e seus derivados o contêm em pequenas quantidades.

De novo a variedade... e a qualidade

Você se lembra da fórmula simples que adotamos com as vitaminas para resolver a complexidade de seu conteúdo nos alimentos? Pois vamos adotá-la aqui mais uma vez, a fim de maximizarmos as possibilidades de sucesso e obtermos todos os minerais de que necessitamos. Energia e proteínas suficientes e variedade, essa é a essência da proposta. Além disso, leve em conta que é muito importante selecionar alimentos de qualidade, frescos, da estação e o menos industrializados possível.

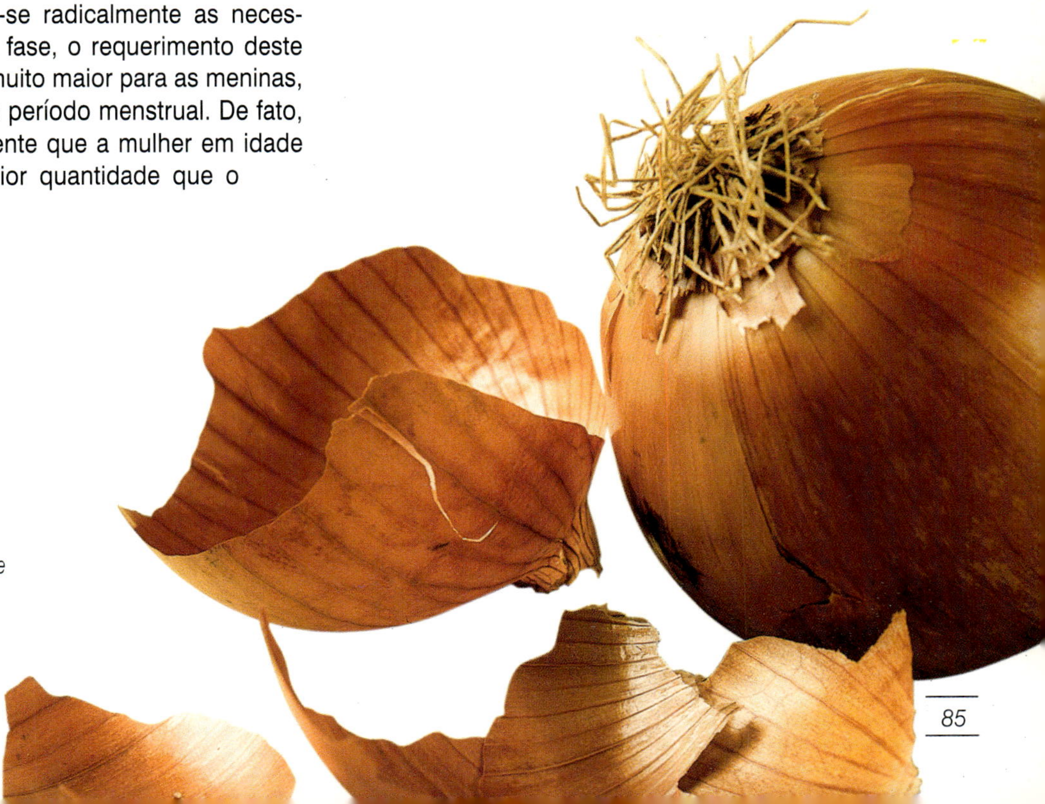

As hortaliças são uma fonte muito importante de minerais.

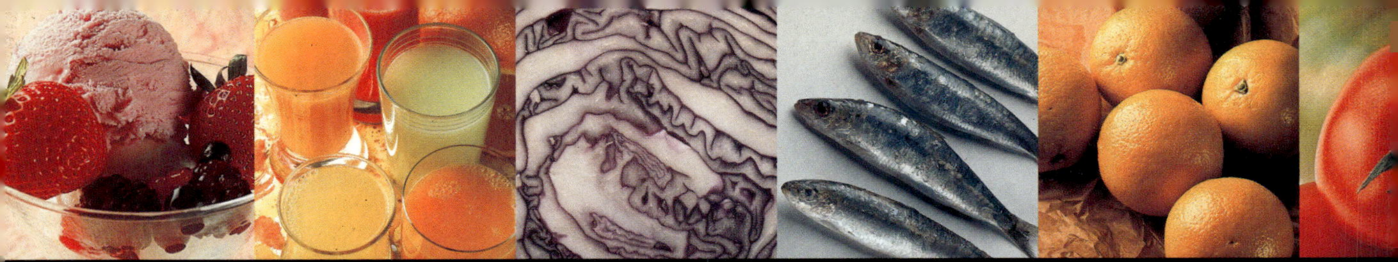

MINERAIS VALIOSOS

CÁLCIO
Quantidade no organismo: De 1.200 a 1.400 g.
Suas funções: Componente fundamental dos ossos e dos dentes, intervém na contração dos músculos e na coagulação do sangue e é um ativador de certos sistemas enzimáticos.
Recomendação: 800 mg.
Onde encontrar: Leite e derivados, frutas secas, legumes e hortaliças de folha.
Conseqüências da deficiência: Raquitismo, osteoporose, irritabilidade, palpitações, cáries.

FÓSFORO
Quantidade no organismo: De 800 a 1.000 g.
Suas funções: Constituinte dos ossos e dos dentes, contribui na regulação do equilíbrio ácido-base, é necessário para a atividade nervosa e muscular e para o armazenamento e a utilização de energia (ATP).
Recomendação: 800 mg.
Onde encontrar: Carnes, peixes, produtos lácteos, legumes e frutas secas.
Conseqüências da deficiência: Debilidade muscular, cansaço, transtornos nervosos, respiração irregular.

MAGNÉSIO
Quantidade no organismo: Em torno de 25 g.
Suas funções: Forma parte da estrutura de ossos e dentes, contribui na regulação do equilíbrio ácido-base, regula a força do músculo, intervém no impulso nervoso, é um ativador de numerosas reações químicas vitais.
Recomendação: Homens: 350 mg; mulheres: 330 mg.
Onde encontrar: Legumes, cereais integrais, frutas secas, hortaliças.
Conseqüências da deficiência: Estresse, irritabilidade, nervosismo, perda do controle muscular, tremores.

SÓDIO
Quantidade no organismo: 100-110 g.
Suas funções: Contribui na regulação do equilíbrio ácido-base, salino e hídrico, intervém na geração e na transmissão do impulso nervoso e no transporte de substâncias para o interior das células.
Recomendação: Mínimo de 500 mg e máximo de 2 g.
Onde encontrar: Sal, azeitonas, embutidos, queijos, pão, produtos salgados.
Conseqüências da deficiência: Câibras, debilidade muscular, náuseas, perda de apetite.

POTÁSSIO
Quantidade no organismo: 150 g.
Suas funções: Contribui na regulação do equilíbrio ácido-base, salino e hídrico, intervém na geração e transmissão do impulso nervoso e no desenvolvimento da força muscular.
Recomendação: 2 g.
Onde encontrar: Hortaliças, frutas, legumes, frutas secas, carne, peixe.
Conseqüências da deficiência: Debilidade muscular, alterações no ritmo cardíaco, perda de apetite.

CLORO
Quantidade no organismo: 100 g.
Suas funções: Contribui na regulação do equilíbrio ácido-base, salino e hídrico.
Recomendação: 750 mg.
Onde encontrar: Sal, queijos, leite, pão, peixe.
Conseqüências da deficiência: Em condições normais, não ocorre deficiência dietética de cloro.

FERRO
Quantidade no organismo: De 3,5 a 4,5 g.
Suas funções: Intervém na formação da hemoglobina, transporte de oxigênio pelo sangue até as células, é fundamental para a respiração celular, participa da formação dos ácidos nucléicos e na comunicação entre as células nervosas.
Recomendação: Homens: 10 mg; mulheres: 18 mg.
Onde encontrar: Carnes e derivados, peixes, fígado, legumes, frutas secas, espinafre, marisco, gema de ovo.
Conseqüências da deficiência: Redução da capacidade física ao esforço, das capacidades intelectuais, maior risco de infecções, cansaço, perda de apetite, anemia ferropriva.

ZINCO
Quantidade no organismo: De 1,5 a 2,3 g.
Suas funções: Interfere no metabolismo de carboidratos, lipídios, proteínas e ácidos nucléicos, é fundamental para o desenvolvimento e o crescimento dos órgãos sexuais, participa na luta contra os radicais livres, é um importante componente do sistema imunológico, é necessário para o funcionamento dos sentidos do paladar e do olfato, é importante para metabolizar o álcool.
Recomendação: 15 mg.
Onde encontrar: Ostras, carnes e derivados, peixe, queijos, legumes, pão integral, fígado.
Conseqüências da deficiência: Déficit de crescimento e da maturação sexual, redução das defesas imunológicas, dificuldades de cicatrização, alterações da visão e do paladar, transtornos neuropsiquiátricos.

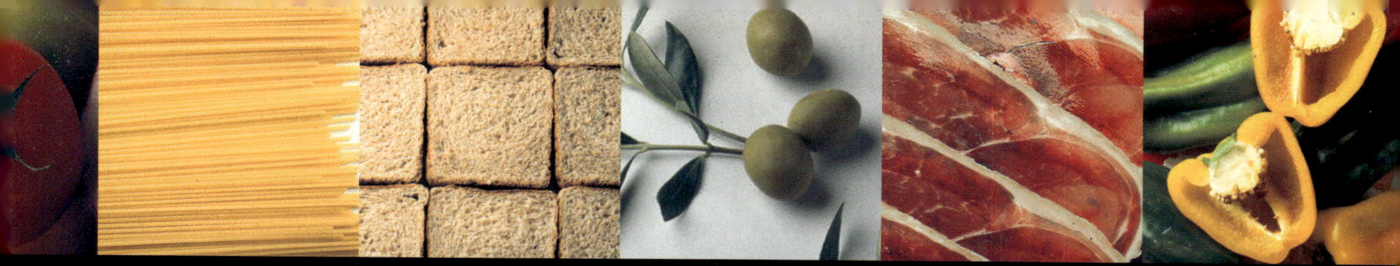

IODO
Quantidade no organismo: De 10 a 20 mg.
Suas funções: Imprescindível para uma adequada formação dos hormônios da tireóide.
Recomendação: Homens 140 mcg; mulheres: 110 mcg.
Onde encontrar: Marisco, peixe, produtos lácteos, ovos, cereais, sal iodado, algas.
Conseqüências da deficiência: Transtornos do crescimento, bócio, alterações metabólicas, debilidade mental.

SELÊNIO
Quantidade no organismo: De 6 a 20 mg.
Suas funções: Atua como antioxidante, exerce efeito estimulante sobre a imunidade, reduz o impacto negativo dos metais pesados, intervém na função da tireóide.
Recomendação: Homens: 70 mcg; mulheres: 55 mcg.
Onde encontrar: Peixes, mariscos, carne, fígado e rins, ovos, leite, cereais, nozes, castanha-do-pará, champignons, alho.
Conseqüências da deficiência: Alterações hepáticas e cardiovasculares, transtornos musculares, envelhecimento precoce.

COBRE
Quantidade no organismo: De 50 a 80 mg.
Suas funções: Intervém na formação da hemoglobina e dos glóbulos vermelhos, na respiração celular, na formação do colágeno e dos neurotransmissores e na proteção diante dos radicais livres.
Recomendação: 1,5-3 mg.
Onde encontrar: Fígado, ostras e outros mariscos, frutas secas, legumes, cereais integrais, peixe.
Conseqüências da deficiência: Anemia, transtornos nos ossos e nas articulações, redução da imunidade, aumento dos níveis de colesterol.

MANGANÊS
Quantidade no organismo: De 12 a 15 mg.
Suas funções: Intervém no metabolismo de carboidratos e gorduras, na síntese do colágeno e da matriz protéica dos ossos e das articulações, na luta contra os radicais livres e na ativação de certos hormônios (insulina).
Recomendação: 2-5 mg.
Onde encontrar: Cereais integrais, flocos de aveia, hortaliças, soja, legumes, amêndoas, figos secos, ostras, fígado.
Conseqüências da deficiência: Transtornos neurológicos, fragilidade osteoarticular.

CROMO
Quantidade no organismo: De 1 a 5 mg.
Suas funções: Intervém no metabolismo de carboidratos e gorduras, favorece a ação da insulina e a normalização dos níveis de glicose e de colesterol no sangue.
Recomendação: 50-200 mcg.
Onde encontrar: Leveduras, cereais integrais, germe de cereais, fígado, batatas, frutas, produtos lácteos, carne.
Conseqüências da deficiência: Transtornos pré-diabéticos, arteriosclerose, obesidade.

MOLIBDÊNIO
Quantidade no organismo: De 9 a 15 mg.
Suas funções: Conversão de sulfitos em sulfatos (metabolismo dos aminoácidos com enxofre), metabolismo de bases purínicas.
Recomendação: 75-250 mcg.
Onde encontrar: Leite e derivados, cereais integrais, legumes, carne, miúdos, hortaliças.
Conseqüências da deficiência: Transtornos metabólicos da xantina e dos sulfitos, intolerância a aminoácidos com enxofre.

FLÚOR
Quantidade no organismo: De 2,5 a 4 g.
Suas funções: Intervém na formação dos ossos e do esmalte dos dentes.
Recomendação: 1,5-4 mg.
Onde encontrar: Água potável, sal fluoretado, peixes (com espinha), marisco.
Conseqüências da deficiência: Cáries dentárias.

NOTAS:

- *Nesta tabela estão incluídos apenas os 15 elementos químicos para os quais atualmente os especialistas fazem recomendações. Por outro lado, supõe-se geralmente que o enxofre necessário é obtido com a ingestão de aminoácidos que o contêm (metionina, cisteína), enquanto o cobalto é obtido com o consumo de vitamina B12.*

- *Os dados das recomendações de cálcio, magnésio, ferro, zinco e iodo foram extraídos de G. Verela,* Tablas de ingestas recomendadas en energia y nutrientes para la población española, *Universidad Complutense de Madrid, 1994.*
Os demais dados foram extraídos da 10ª edição (1989) de Recommended Dietary Allowances (RDA), *do National Research Council dos Estados Unidos.*

- *As recomendações são as correspondentes para homens e mulheres adultos.*

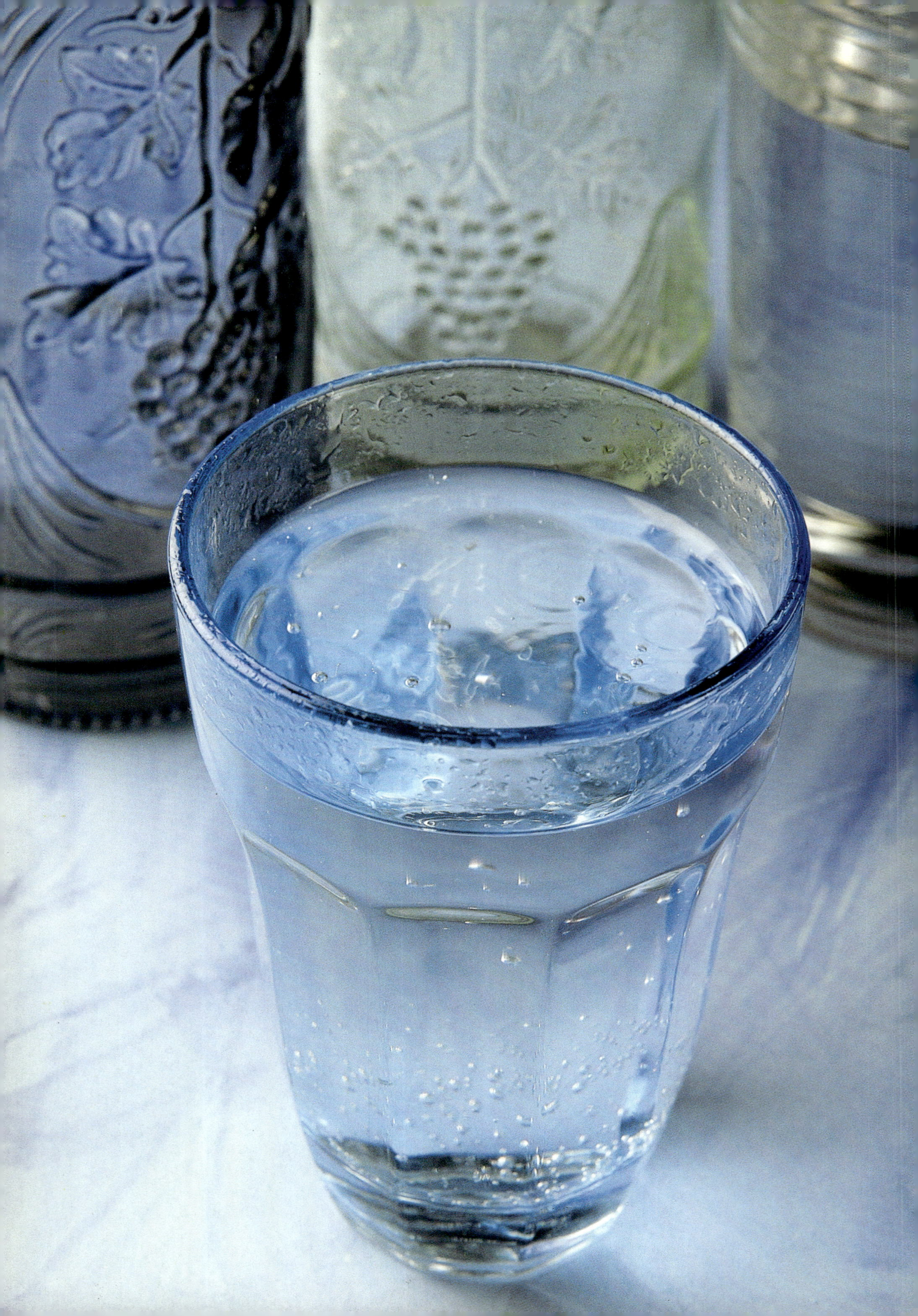

NUTRIÇÃO

A FIBRA E A ÁGUA

Não se pode falar em equilíbrio nutricional sem a presença de fibra e de água. A primeira, embora não possa ser ingerida, desempenha um papel importante tanto na regulação da função digestiva quanto de nosso metabolismo. Para a segunda, o fato de ser a substância mais abundante do organismo e nossa necessidade primordial, depois da respiração, indica-nos o quanto ela é importante para a saúde e a vida.

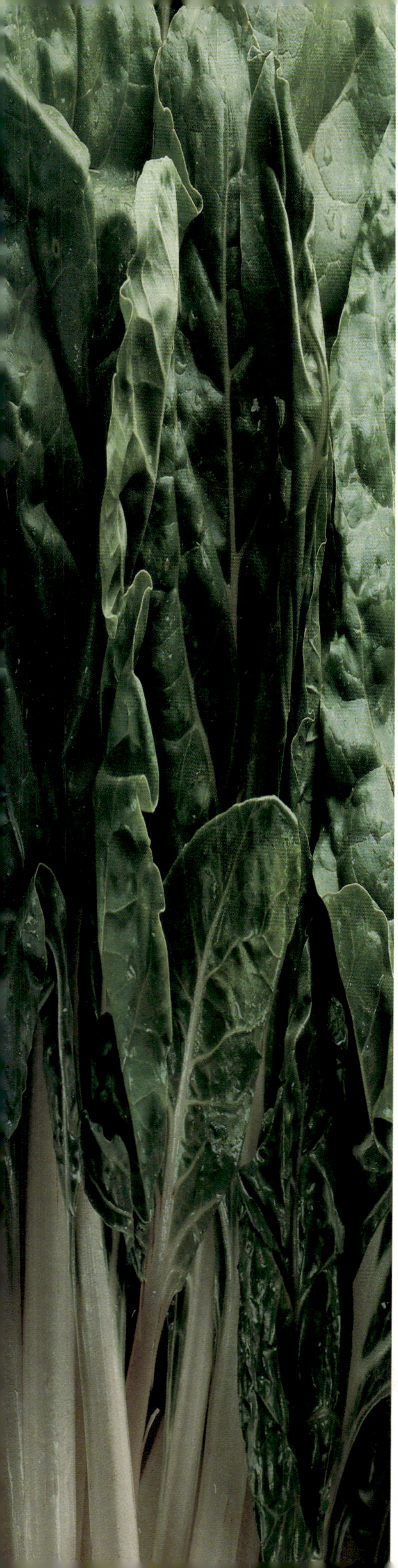

A FIBRA

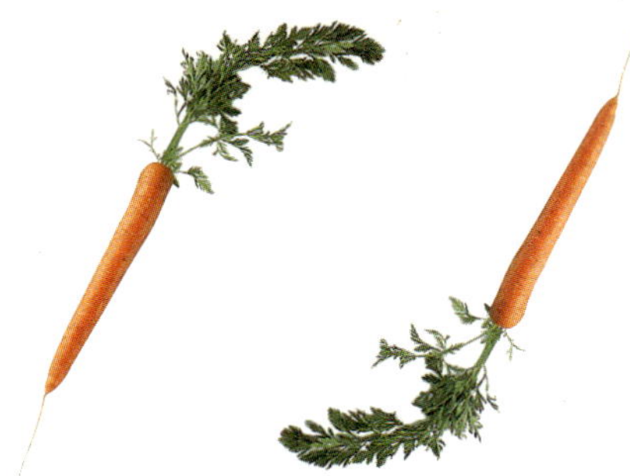

Tomara que você não seja uma das muitas pessoas que se esquecem de colocar quantidades suficientes de fibras no seu prato. Mas se, infelizmente, isso acontece e você precisa de bons motivos para alcançar este objetivo, fuja do sensacionalismo que às vezes a envolve e concentre-se em uma idéia básica: trata-se de um elemento fundamental para nosso equilíbrio nutricional e nossa saúde.

O QUE É A FIBRA?

Talvez você se surpreenda se lhe dissermos que a fibra não é uma substância propriamente dita, apenas um **conceito**; mas esta é a realidade. Com tal conceito nos referimos a todas as substâncias vegetais que nosso sistema digestório não pode digerir e, conseqüentemente, absorver. Constituem um grupo bastante numeroso, e apresentam estruturas e funções muito diferentes.

Uma proposta de classificação

A forma mais habitual de classificar as fibras está relacionada à sua solubilidade em água. Desse modo, temos:

- as **fibras insolúveis**: entre as quais se incluem celuloses, ligninas e certas hemiceluloses
- as **fibras solúveis**: trata-se de substâncias pécticas, algumas hemiceluloses, gomas, mucilagem, polissacarídeos de algas...

A classificação dos diferentes componentes da fibra tem muito sentido do ponto de vista nutricional, pois, como veremos, esta característica tem uma importante influência em aspectos diversos, como suas funções e suas recomendações.

A presença de vegetais na dieta é necessária para obtermos as fibras de que necessitamos.

CONTEÚDO EM FIBRA DE ALGUNS ALIMENTOS (g/100 g)	
Feijão	25
Figos secos	18,5
Grão-de-bico	15
Amêndoas	14
Lentilhas	12
Avelãs	10
Pão integral	8,5
Uva passa	7
Espinafre	6
Acelga	5,5
Banana	3,5
Cenoura	3
Pão branco	2
Batatas	2
Abacate	2
Abacaxi	1,5

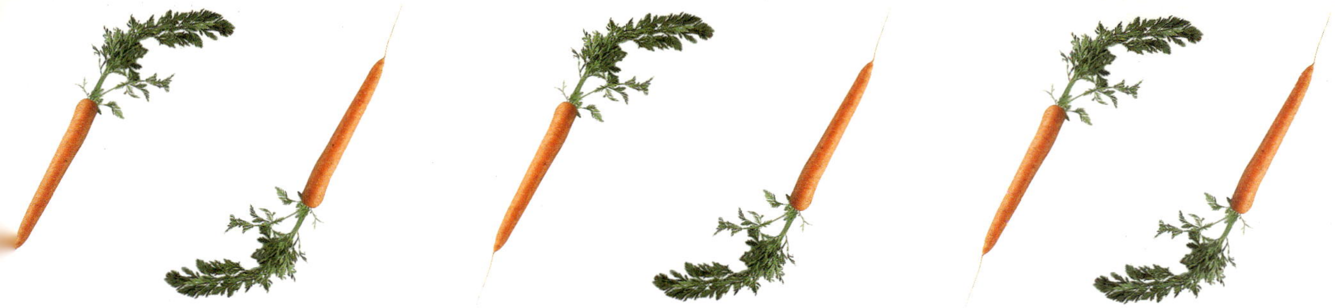

O QUE A FIBRA PODE FAZER POR VOCÊ?

A fibra, obviamente, não é a panacéia que alguns querem ver nela, uma espécie de milagre. Mas por seus múltiplos efeitos benéficos no tubo digestivo e no metabolismo ela é considerada, atualmente, um elemento fundamental para nosso equilíbrio nutricional e nossa saúde.

Assim, o consumo adequado de fibras relaciona-se com a **regularização do trânsito intestinal** e a prevenção de transtornos como a prisão de ventre e, até mesmo, o câncer de cólon. Também por seus efeitos sobre o intestino e sobre nosso metabolismo, o consumo regular de fibra aumenta nossas possibilidades de manter um peso corporal adequado e níveis de glicose e colesterol normais. São muitos os dados que indicam que a diabetes e as doenças cardiovasculares são menos freqüentes nos países não industrializados com uma dieta rica em fibra.

DE QUANTO NECESSITAMOS?

São muitos os especialistas que têm se manifestado sobre o fato de que em nossa dieta atual falta fibra. A redução no consumo de fibra se deve a duas modificações essenciais na dieta básica e relativamente recentes:

- um consumo crescente de alimentos de origem animal, pois, como veremos, a fibra alimentar só é encontrada em alimentos de origem vegetal.
- um refinamento dos cereais: o pão integral, por exemplo, contém quatro vezes mais fibra que o branco.

Atualmente recomenda-se o consumo diário de 30 a 35 g de fibra, quantidade fácil de se obter se a dieta seguir as indicações gerais sobre o consumo de alimentos.

Benéfica, mas na medida certa

Embora o consumo regular de fibra seja benéfico, isso não significa que quanto mais fibra ingerirmos, melhor. Como tudo o que ingerimos, com a fibra existem alguns limites, além dos quais podem surgir problemas.

ONDE ENCONTRÁ-LA

Não espere encontrar nenhum grama de fibra na carne, no peixe, no leite e em seus derivados ou nos ovos. Isto não será possível.

A fibra está presente única e exclusivamente em alimentos de origem vegetal. Na realidade, ainda que existam importantes diferenças em relação a seu teor, o certo é que, em maior ou menor grau, praticamente todos os alimentos vegetais contribuem para o aporte de fibra, e também aqui não faltam notáveis exceções, como os óleos e o açúcar.

Que tipo de fibras e em quais alimentos

Os alimentos não podem conter um só elemento da ampla lista de componentes da fibra alimentar. Como regra geral, as fibras dos cereais são, em quase sua totalidade, insolúveis em água, enquanto a fração de fibras solúveis é muito superior nos legumes, nas hortaliças e nas frutas. Uma dieta variada fornece quantidades suficientes tanto de fibras solúveis quanto de insolúveis.

EXEMPLO DE COMO OBTER A FIBRA NECESSÁRIA PARA UM DIA

	(g de fibra)
60 g de pão integral	5
80 g de lentilhas (crua)	9
50 g de arroz integral (cru)	1,5
150 g de laranja (1 unidade)	3
150 g de maçã (1 unidade)	3
100 g de alface	1,5
100 g de cenoura	2,5
50 g de tomate	0,5
200 g de vagem	6
Total g de fibra	32

A ÁGUA

A vida é uma realidade maravilhosa que se baseia em uma substância simples, inodora e insípida – a água, o componente mais abundante dos seres vivos.

ENCHARCADOS DE ÁGUA

Em torno de 60% de seu peso corporal compõe-se de água: é a substância mais abundante de seu organismo. Vejamos a extraordinária importância deste dado com um exemplo: para um adulto com peso de 60 kg, cerca de 36 kg são de água.

Dois terços dessa água encontram-se no interior de nossas células e o restante divide-se pelo chamado espaço extracelular, fundamentalmente no líquido em que se banham as células e no sangue.

Sua divisão nos diferentes tecidos é desigual; portanto, há tecidos altamente hidratados, como o sangue (83%) e os músculos (70-75%), e outros cujo conteúdo de água é escasso, como ocorre com o tecido adiposo, no qual se armazenam as gorduras, com apenas 15%.

O EQUILÍBRIO DE ÁGUA NO ORGANISMO

Apesar da enorme quantidade de água que temos em nosso interior, não dispomos de reservas. Este é um fato fundamental que condiciona por completo a maneira pela qual devemos administrar esta preciosa substância em nosso organismo.

Aqui, mais uma vez, a importância da idéia de equilíbrio, ou seja, a relação que se estabelece entre a entrada e a saída de água corporal. Conhecer bem estes dois aspectos torna-se fundamental para obter um correto equilíbrio, sem o qual a vida corre perigo.

Como perdemos água

Com nosso funcionamento habitual, perdemos água de forma constante. Podemos afirmar que, até em circunstâncias normais, existe uma tendência à desidratação. Perde-se água fundamentalmente por:

O **rim**: na forma de urina; calcula-se que diariamente seja eliminado mais ou menos 1,5 litro por esta via.

Os **pulmões** e a **pele**: são duas formas de perda que não se percebe, mas de grande importância, pois juntos podem alcançar em torno de 1 litro por dia.

O **intestino**: neste caso a água é eliminada através das fezes. Estas perdas oscilam entre 100 e 200 ml diários.

No total, o conjunto das perdas pode alcançar 2,5 litros diários. E não é demais dizer que em circunstâncias muito quentes ou quando se pratica exercícios, tais quantidades aumentam de modo extraordinário por causa do suor.

Também há situações patológicas que podem aumentar em grande quantidade as perdas de água, como alterações renais, febre, hiperventilação pulmonar e diarréia.

Saciando a sede

Depois de respirar, beber é a nossa principal necessidade. A subsistência obriga-nos o consumo de 1 litro de água por dia, e não suprir esta necessidade básica no período de 4 a 6 dias torna impossível a continuidade da vida.

Mas longe desta situação crítica, em nosso dia-a-dia, o que nos interessa é repor as perdas de água para conseguir um bom equilíbrio. Há duas formas principais de fornecer água ao nosso organismo: beber água ou extraí-la dos alimentos que ingerimos. Na verdade, pouco importa a maneira de fazê-lo desde que se atinja o objetivo: repor as perdas.

Partindo de nossos hábitos, o mais freqüente é que a bebida nos forneça em torno de 1,5 litro por dia e a água dos alimentos, mais 1 litro.

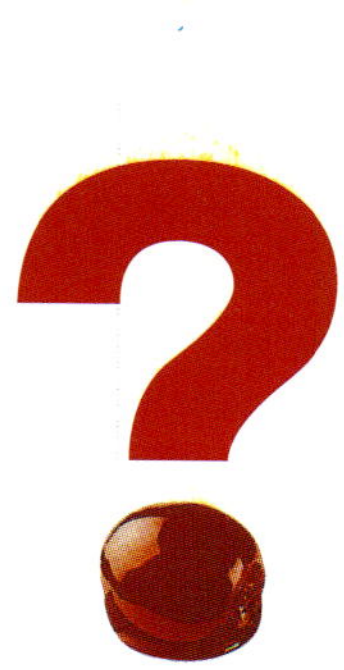

Os rins filtram diariamente cerca de 170 litros de água, dos quais cerca de 169 são recuperados novamente. É fácil deduzir que qualquer desajuste em seu funcionamento pode ter conseqüências muito graves.

ALGUMAS QUESTÕES DE INTERESSE SOBRE A ÁGUA

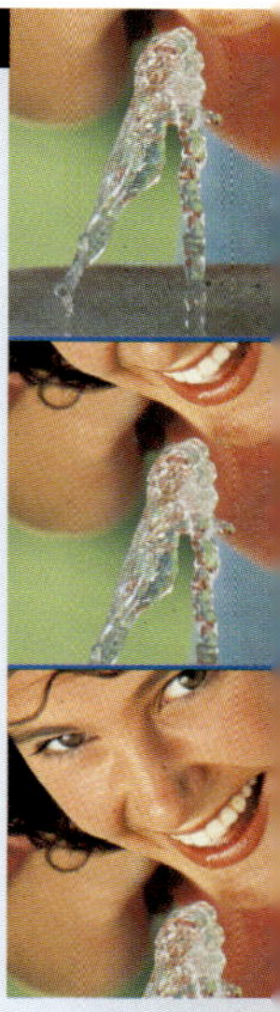

1. Água não engorda. Deixar de beber água para não engordar é tão absurdo quanto perigoso.

2. Também não emagrece, como se tenta fazer crer quando a classificam como "leve".

3. Beber 1 ou 2 copos de água durante as refeições é perfeitamente compatível com uma boa digestão.

4. O sinal do organismo que nos avisa que devemos beber água é a sede, embora, às vezes, haja situações que nos obriguem a tomá-la mesmo sem sentir sede.

5. A cor da urina é um indicador simples que permite avaliar nosso estado de hidratação; em circunstâncias normais, a urina clara e fluida indica que estamos bem hidratados.

6. Em casa, preste atenção nas crianças menores. Proporcionalmente, as necessidades de água de um lactente são duas a três vezes superiores às de um adulto.

7. Se você pratica esporte, não se esqueça de tomar água. Pense nisto: quando faz muito calor e a umidade é grande, o esportista pode perder até 2 litros de água por hora.

8. Em condições normais, ingerir um ou dois litros de água a mais não causa nenhum problema. O excesso será eliminado pela urina.

9. Os idosos apresentam maior risco de desidratação. Por isso é necessário redobrar os cuidados para que bebam água em quantidade suficiente.

10. Em termos comparativos, um prato de salada de 250 g fornece o equivalente à ingestão de um copo de água.

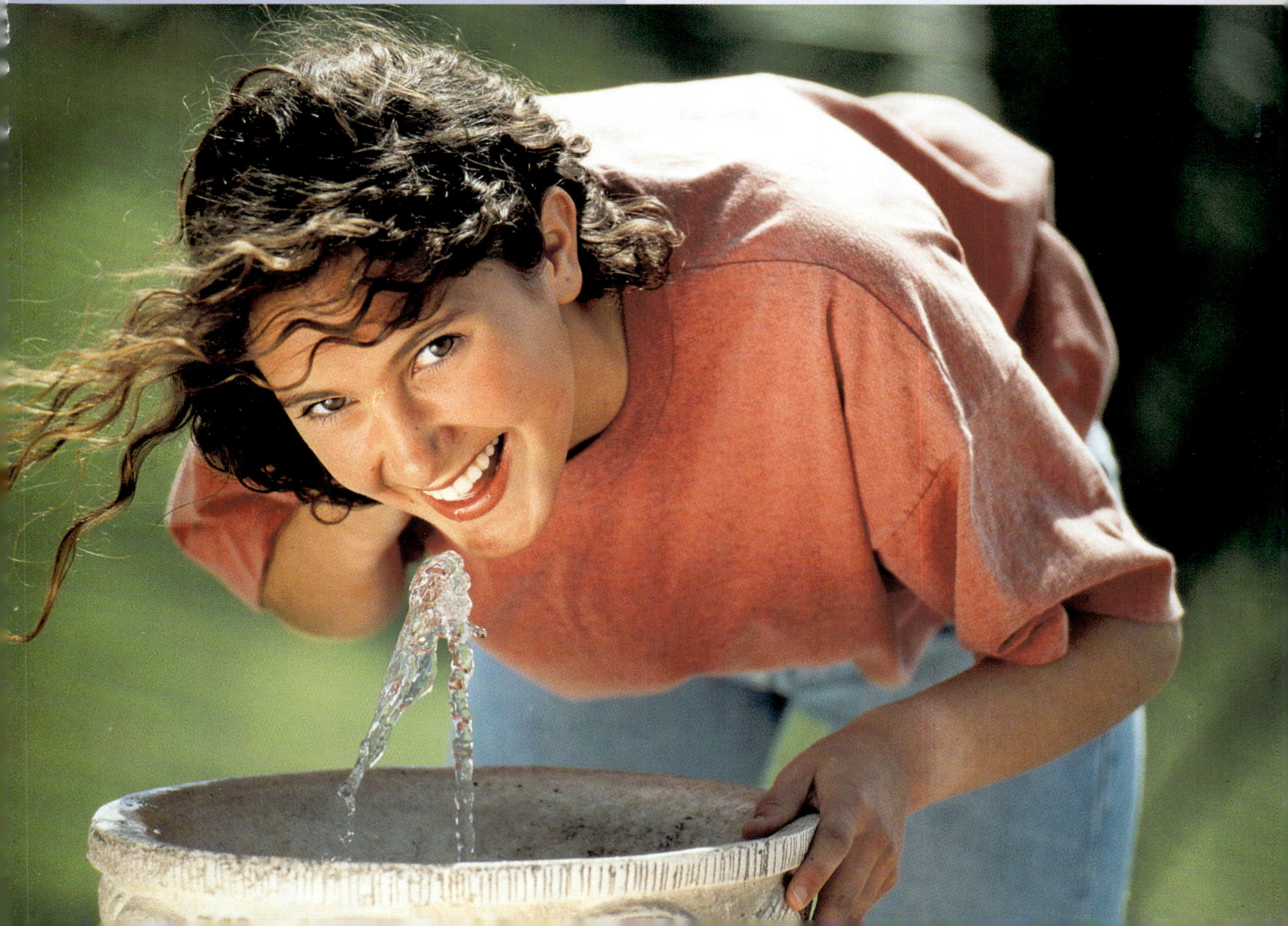

ÍNDICE REMISSIVO

A
- absorção intestinal 33
- ácido
  - ascórbico 82
  - fólico 83
  - linoléico 25
  - linolênico 25
  - pantotênico 83
- ácidos
  - essenciais 25
  - funções dos 68
  - graxos 66
  - insaturados 67
  - monoinsaturados 67
- ácidos graxos
  - poliinsaturados 67
  - saturados 67
- atividade profissional e necessidades nutricionais 46
- Adenosina Trifosfato 16, 17
- água 25, 92-93
  - perda de, 92
- alimentação saudável, 42-43
- alimentos
  - básicos 37
  - classificação dos 36-37
  - conceito de 15
  - energéticos 37
  - fonte de nutrientes 36-39
  - graxos 36
  - reguladores 37
  - ricos em açúcar 39
  - ricos em carboidratos 36
  - origem dos 36
  - plásticos 37
  - protéicos 36
  - seleção dos 46
  - valor simbólico dos 14
- amamentação e necessidades nutricionais 46
- amidos 61, 62
- aminoácidos essenciais, os 24, 72
  - e absorção 33
- aportes nutricionais 46
- ATP – ver Adenosina Trifosfato
- açúcar, alimentos ricos em 38
- açúcares 60, 62, 64
- azeite de oliva, 48

B
- bactérias e intestino 30
- bílis 32
- biodisponibilidade, a 46
- biotina 83

C
- cálcio 86
- calorias, excesso de 51
- carboidratos 23, 60-65
  - onde são encontrados 64-64
  - necessidades de 62-63
- cáries 52
- cobalamina 83
- cobre 87
- colesterol e gorduras saturadas 52
- cloro 86
- cromo 87
- cultura e hábitos alimentares 49

D
- deficiências nutricionais 27, 44, 54-55
- desequilíbrios nutricionais 44-49
  - origem dos 55
- dentes, os 28
- diabetes 52
- dietética 15
- digestão, a 28-31
  - e absorção 26
  - mecânica 28
  - química 28
- dissacarídeos 81
- duodeno 30

E
- equilíbrios nutricionais 43
- escorbuto 79
- esporte e necessidades nutricionais 46
- estômago e digestão 29
- excessos nutricionais 27, 44, 50-53
  - transtornos associados aos 51-53

F
- *fast-food* 49
- ferro 86
- fibra 25, 61, 90-91
  - déficit de 55
  - necessidades de 91
  - o que é 90
  - onde se encontra 90-91
- fígado
  - e digestão 32
  - e nutrição 19
- flora intestinal 31
- flúor 87
- fontes alimentares 27
- fósforo 86
- frutose 60
- funções vitais 13

G
- gênero e necessidades nutricionais 45
- gravidez e necessidades nutricionais 46
- glicose 60, 61
- gorduras, as 23, 66-71
  - alimentos e 70-71
  - e absorção 33
  - o que são 66
  - origem animal das 39, 70-71
  - origem vegetal das 70
  - saturadas e colesterol 52
- glândulas salivares 28-29
- grupos de alimentos básicos 37
  - complementrares 38
  - preferências pessoais e alimentação 49

H
- hábitos alimentares 48-49
- hipertensão e sal 52

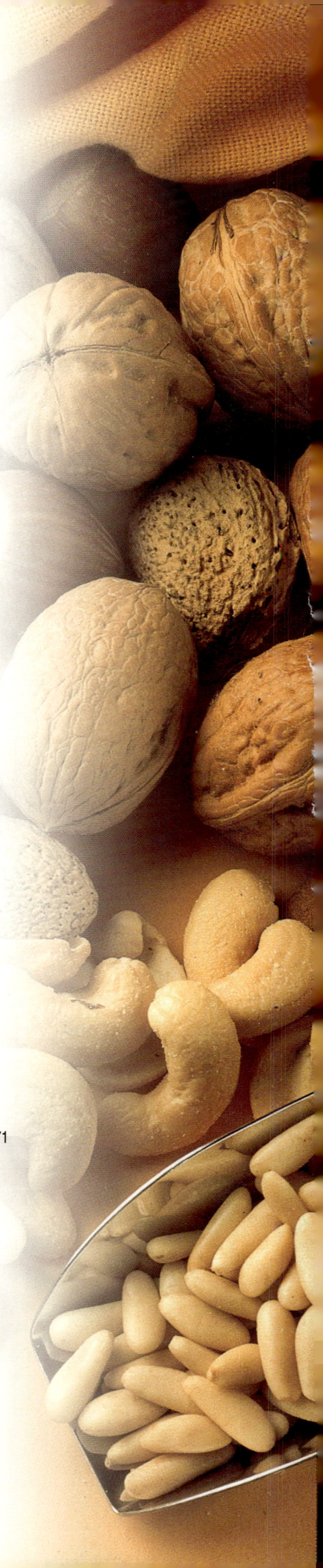

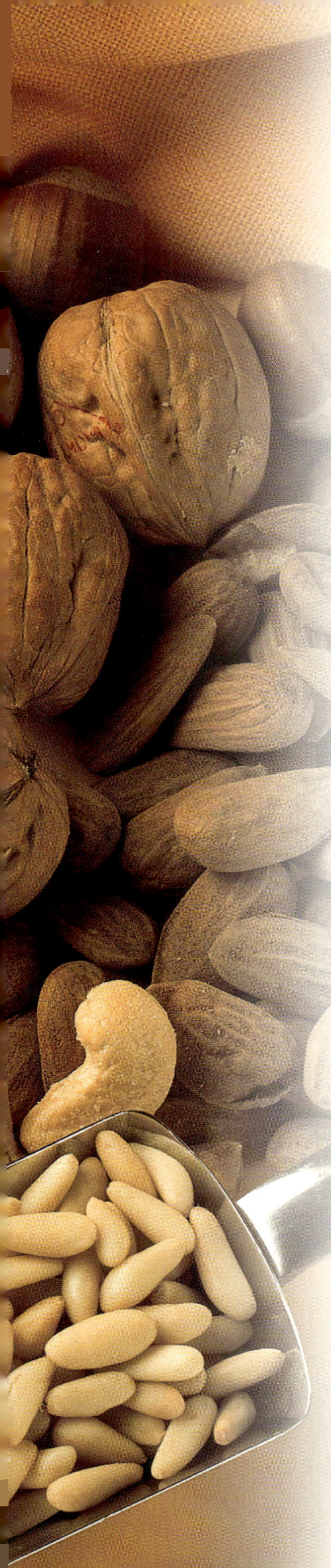

I
- íleo 30
- insulina 32
- intestino
  - delgado e 30
  - e bactérias 30
  - grosso 31
- iodo 87

J
- jejuno 30

L
- lactose, 61

M
- macroelementos 84
- macronutrientes 23
  - dominantes 36
- magnésio 86
- manganês 87
- metabolismo e função 26
- microelementos 84
- micronutrientes 23
- microfibras intestinais 30
- minerais 23, 25, 84-87
  - deficiências de 55
  - onde se encontram 86-87
  - necessidades de 85
- mitocôndrias 17
- moderação e alimentação 42
- molibdênio 87
- monossacarídeos 60

N
- necessidades energéticas 43
- necessidades nutricionais 27, 34-35, 45
  - e grupos alimentares básicos 39
- niacina 83
- nitrogênio 23
- nutrição 12
  - conceito de 12-15
  - definição de 12
  - objetivos da 10-19
  - protagonistas da 21-39
  - saúde 40-55
- nutrientes
  - definição 22
  - e absorção 33
  - essenciais 24-25
  - tipos de 23

O
- obesidade 51
- oligoelementos 84

P
- pâncreas e digestão 32
- papilas gustativas 29
- piridoxina 83
- polissacarídeos 61
- potássio 86
- prática esportiva e necessidades nutricionais 46
- profissão e necessidades nutricionais 46
- protagonistas da nutrição 21-39
- proteínas
  - ação das 73
  - excesso de 53
  - necessidades de 73
  - obtenção das 74-75

R
- recomendações nutricionais 27, 34-35
- retinol 82
- riboflavina 83
- rins e nutrição 19

S
- sacarose 61
- sal e hipertensão 52
- saúde e nutrição 40-55
- sede 92
- selênio 87
- sistema
  - circulatório e nutrição 18
  - digestório e nutrição 18
  - endócrino e nutrição 19
  - respiratório e nutrição 19
- sódio 86
- suco pancreático 32

T
- tubo digestivo 28

V
- valor simbólico dos alimentos 14
- válvula ileocecal 31
- variedade na alimentação 43
- vasos linfáticos e nutrição 18
- vegetais e carboidratos 64
- vilosidades intestinais 30
- vitaminas 23, 35, 78-83
  - A (retinol) 82
  - B_1 (tiamina) 82
  - B_2 (riboflavina) 82
  - B_3 (niacina) 83
  - B_5 (ácido pantotênico) 83
  - B_6 (piridoxina) 83
  - B_8 (biotina) 83
  - B_9 (ácido fólico) 83
  - B_{12} (cobalamina)
  - C (ácido ascórbico) 82
  - D 82
  - deficiências de 54
  - E 82
  - hidrossolúveis 79
  - K 82
  - lipossolúveis 79
  - necessidades de 79
  - o que são 78
  - onde se encontram 82-83

Z
- zinco 86